ケーキ食べてジム行って
映画観れば元気になれる
って思ってた

メンタルドクター
Sidow

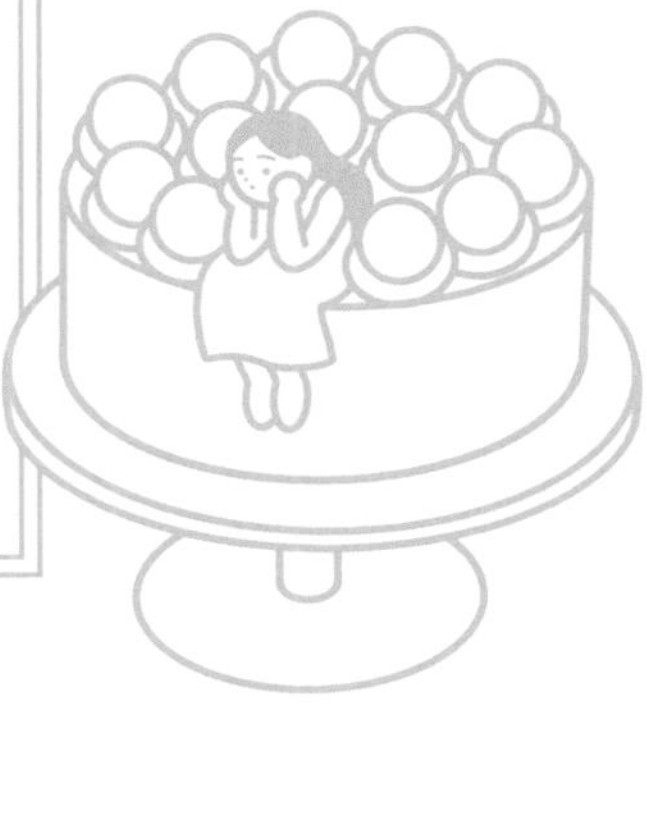

WAVE出版

はじめに

ストレスが溜まったとき、どうしていますか？

体を動かす、甘いものを食べる、何も考えずに寝る……など、人によって対処法はさまざまだと思います。ただ、こうした対処法でも、なかなか元気が出なかったり、むしろもっとしんどくなったりすることはありませんか？

私自身も、以前はストレス解消のためにパーッとお酒を飲みに出たりしていました。お酒をたくさん飲むと一時的に嫌なことは忘れられたものの、結局二日酔いになって次の日後悔したり、酔ったときの行動で自己嫌悪に陥ったりしていました。

このように、ストレスを解消しているように見えて実はあまり効果がないもの、むしろ余計にマイナスになる可能性があるものは、けっこう存在しています。

現代はGoogleで「ストレス 解消方法」と調べればすぐにさまざまな方法がヒットします。もちろん中には効果的なものもありますが、そもそもの情報が間違っていたり、具体的な方法がはっきりしなかったりすることも多いのです。

そこで正しいストレスの対処法をまとめる必要性を強く感じ、この本を執筆しました。実際に、私も精神科医になってストレスのことを学び、うまく対処できるようになってからだいぶ生きやすくなったと感じています。

その効果は精神面だけではなく、身体面にまで影響するほどです。帰宅後疲れて何もできなくなることが少なくなり、肌荒れも減り若々しくなった、生き生きとしていると言われることが増えました。

あなたは「ストレス解消」の名目で爆買いや暴飲暴食をしていませんか？

とりあえずケーキを好きなだけ食べたり、ぼーっと映画を観たりしていませんか？

もしかしたらその習慣は、逆にストレスを増やす悪循環をつくっているかもしれません。一般的なストレス解消法でも、その人に合わなかったり、注意して取り組まないと効果がなかったりすることはよくあります。

私は精神科医の立場から、現代社会でストレスを0にするのは無理だと考えています。だからこそ、0にするのではなく、早めにストレスを解消すること、逆にストレスを味方につけることが重要です。

ただ、ストレス解消法を学ぶだけでは、効果はあまりありません。大切なのは、それをどれだけ自分のものにできるか。この本を通じて正しいストレス解消法を伝えることはできますが、それを実践するかどうかはあなた次第です。

すべて実践する必要はないので、気になった項目や気軽に始められそうなことから試してみてください。実践してみて、それが自分に合っていれば続けてみましょう。行動に移すことで学んだ内容が定着し、普段から自然とできるようになるはずです。

これは行動だけではなく考え方も同様に、普段から意識することで、物事の捉え方を変えることができます。するとストレスを感じにくくなったり、ストレスそのもののダメージも抑えたりすることができるのです。

ストレスが溜まりづらく、解消しやすい体質になると、間違いなく人生は今よりも楽になるし、健康的にもなります。すると、できることの選択肢が増え、さらに自分の生活が豊かになることでしょう。

この本がみなさんの生活を少しでも楽に、より豊かにしてくれたら、これ以上嬉しいことはありません。

第3章

正しいストレス解消法 〜考え方編〜

第4章

正しいストレス解消法 〜行動編〜

第1章

そもそもストレスって何？

I thought eating cake, going to the gym,
and watching movies would make me feel better.

実は知らないストレスの正体

最近は「ストレス」という単語を毎日のように耳にします。

仕事で疲れているとき、人間関係がうまくいかないとき、なぜか嫌なことが続いたとき……毎日生きているだけで、ストレスを感じる瞬間は誰にでもあるでしょう。

それだけみなさんにとっても身近な存在ですが、ストレスとは一体何か、知っていますか？

「あの人とは考え方が合わなくて、話すだけでストレスが溜まる」
「何だか体調が悪いけど、ストレスが原因なのかも」
「部屋が散らかっていると、ストレスを感じる」

そんなふうに、人間関係の不満や体調不良の原因、物事に対する不快感を「ストレス」と呼ぶ人が多いかもしれません。

でも実際に、「ストレス」という言葉の意味や、発生する原因、溜まっていく仕組みまで知っている人はあまりいないように思います。そして、そのうえで正しいストレス解消法を実践できている人はもっと少ないでしょう。

「彼を知り己を知れば、百戦殆うからず」

これは孫子の言葉ですが、ストレス解消法についてもまったく同じことがいえます。

つまり、**ストレスとは何なのか、そして自分自身がどんな性質を持っているかを把握することで、ストレスに負けないメンタルを手に入れることができるのです。**

人から教えてもらったり、本やネットで見つけたりしたストレス解消法で効果を感じないのは、ストレスに対しての誤解があるからかもしれません。または、その方法は自分の性質に合っていないのかもしれないのです。

まずはストレスとは何かを知ったうえで、自分に合った正しいストレス解消法を探していきましょう。

ストレス＝嫌なことではない

「ストレス」という単語を広辞苑で調べると「種々の外部刺激が負担として働くとき、心身に生じる機能変化」とあります。

ここで注目してもらいたいのは、**ストレスとは本来「機能変化」のことを指し、仕事や人間関係などストレスを引き起こす「外部刺激」のことではない**ということです。

例えば、「あの人とは考え方が合わなくて、話すだけでストレスが溜まる」は、「あの人と話すことによって、今まで平穏だった自分の気持ちが変化している」ことであって、「あの人と話す＝ストレス」ではないということです。

ストレスを引き起こす原因になるものは、「ストレス因」もしくは「ストレッサー」と呼ばれます。つまり私たちが日々使っている「ストレス」という単語は、本来の意

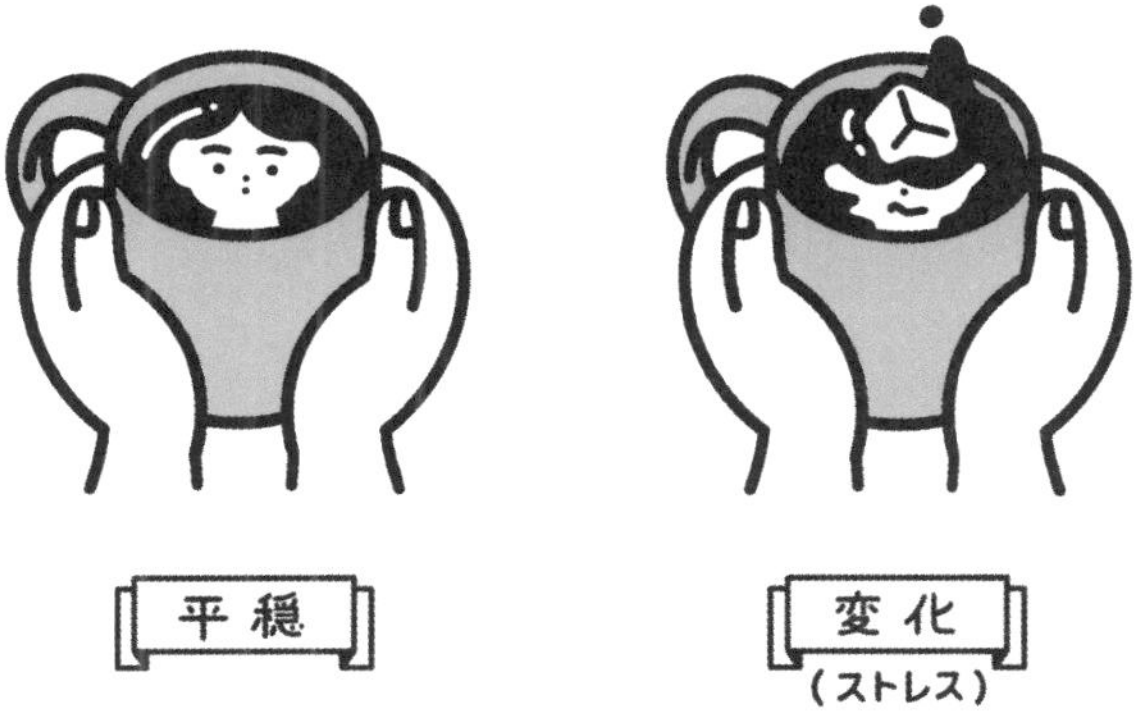

味とは若干違うことを認識しておきましょう。

「あの人と話す」こと自体をストレスだと思っているとただ嫌な気持ちになるだけですが、ストレスを起こす「原因」だと思うと、そこに対処すればいいとわかり、気持ちも少し楽になると思います。

また、ストレスの原因というと、何となく心理的なものを想像する人も多いと思いますが、本来はより広い意味があり、物理的なものも含まれます。

具体的には寒暑や騒音、空腹、感染などです。心理的なものも含め、それが続いて心身の正常な状態が保てない場合は、ストレスと考えていいでしょう。

もう少し細かく説明すると、人間の体には恒常性（ホメオスタシス）という機能が備わっています。恒常性とは、「どんな環境にいても体をある程度一定の状態に保つ」ことで、これが乱されたときに、ストレスが生まれるのです。

例えば、人の体温、脈拍、血圧などは、恒常性のおかげで普段は一定に保たれています。しかし、暑い場所や寒い場所に長時間いたり、感染症に罹ったりすることで、体温や脈拍が正常の範囲を外れてしまうことがあります。

このように、**何らかの刺激を受け、心身の機能が健康的な範囲から外れてしまうような状態のことを、ストレスと考えるとわかりやすいでしょう。**

また、私たちがイメージしやすい心理的なストレスも、それが心身の正常な状態を乱すのであれば、紛れもなくストレスになっているといえます。

ただ心理的なものは非常に個人差が大きく、特定の出来事がストレスになるかどうかは人によって変わります。

例えば、職場で上司に怒られたことをかなりつらく感じる人もいれば、そんなに気にせずに気分への影響もない、という人もいます。

また、世間的には喜ばしいと考えられていることが、その人にとってはストレスに感じる場合もあります。会社で昇進をしたけれど責任感が強まったことが余計にプレッシャーになる、結婚をしたけれど新生活への不安から気分が落ち込む、いわゆるマリッジブルーなどもその例です。

こうした心理的なストレスは受け取り方が人によって異なりますし、物理的なストレスからの影響もすぐには現れるものではありません。そのため、誰にでも効く、即効性のある対処法はないのですが、**まず意識してほしいのはストレスの元になっていることに対処すること。**

ストレスは刺激そのものではなく、刺激によって起こる変化。つまり原因になっている刺激にアプローチすることが大切なのです。これを「ストレスコーピング」といって、溜まってしまったストレスをスムーズに解消することも、ストレスコーピングに含まれます。

つまり、ストレスの対処には、第一に入ってくるストレスをなるべく減らすことと、溜まったストレスを早めに解消することの両方を意識することが大切なのです。

ストレスを受けると体内で何が起きる？

ストレスは刺激そのものではなく「機能変化」のこと。では、私たちの体の中ではどんな変化が起こっているのでしょうか？

その変化はストレスの種類によって少し違います。

まず、ストレスはその持続期間の違いによって「急性ストレス」と「慢性ストレス」の2種類に分けられます。

急性ストレスとは持続期間の短いストレス。突然の変化や危機的状況に遭遇したときなどが該当します。例えば自然災害に遭遇する、誰かに驚かされる、突然ショックなことを告げられる、などです。

一方の慢性ストレスは持続期間の長いストレスで、生活環境に関連していることが多いのが特徴です。例えば、学校や会社で人間関係がうまくいかない、眠れない日が続いて疲れが溜まっている、新学期で新しい環境になかなか慣れない、などが当てはまります。

そしてどちらのストレスを受けるかによって、体の反応も変わっていきます。

急性ストレスを受けたときに体で起こる反応は「闘争」か「逃走」です。

元々人間は狩猟民族だったため、予測できない事態が起こったときにはすぐに体が反応して、闘うか、逃げるか、を判断するようにできています。

そのときに大きく関わっているのが、自律神経の一種である交感神経です。

交感神経には人間を興奮状態にさせる作用があり、急性ストレスが発生すると交感神経が優位になり、アドレナリンやノルアドレナリンなどの神経伝達物質が放出されます。その結果、瞳孔が開き、心拍数が上がり、呼吸が早まり、血圧が上がり、胃や腸、膀胱などの内臓の機能が低下します。体が興奮状態になることで、不意な出来事に対してすばやく対応ができるように体内環境が迅速に変化するのです。

みなさんも突然ショックなことを告げられたときに、動悸がしたり口がカラカラに乾いたりした経験はありませんか？　それがまさに、急性ストレスを受け、交感神経が優位になっている状態です。

このように、急性ストレスを受けると一時的に交感神経が優位になりますが、しばらくするとまた落ち着いてきて通常の状態に戻るのが一般的です。


一方で、慢性ストレスはあるホルモンの過剰分泌によって、心身を不安定な状態にします。


そのホルモンとは、副腎皮質から分泌される「コルチゾール」。

本来、コルチゾールには代謝を促進する、免疫を抑制する、炎症を抑える、など体がストレスに抗うための手助けをする効果があります。しかし、ストレスが長期化するとコルチゾールの量が慢性的に増え、むしろ体にとってマイナスな作用を引き起こしてしまうのです。

コルチゾールの分泌量が増えると、高血圧、糖尿病、脂質異常症など生活習慣病のリスクが高まるうえ、うつ病、不安障害、ＰＴＳＤなどの精神疾患の発症との関連も指摘されています。**本来であれば体を守るはずのホルモンが、慢性ストレスによってコントロールを失い、暴走してしまうのです。**

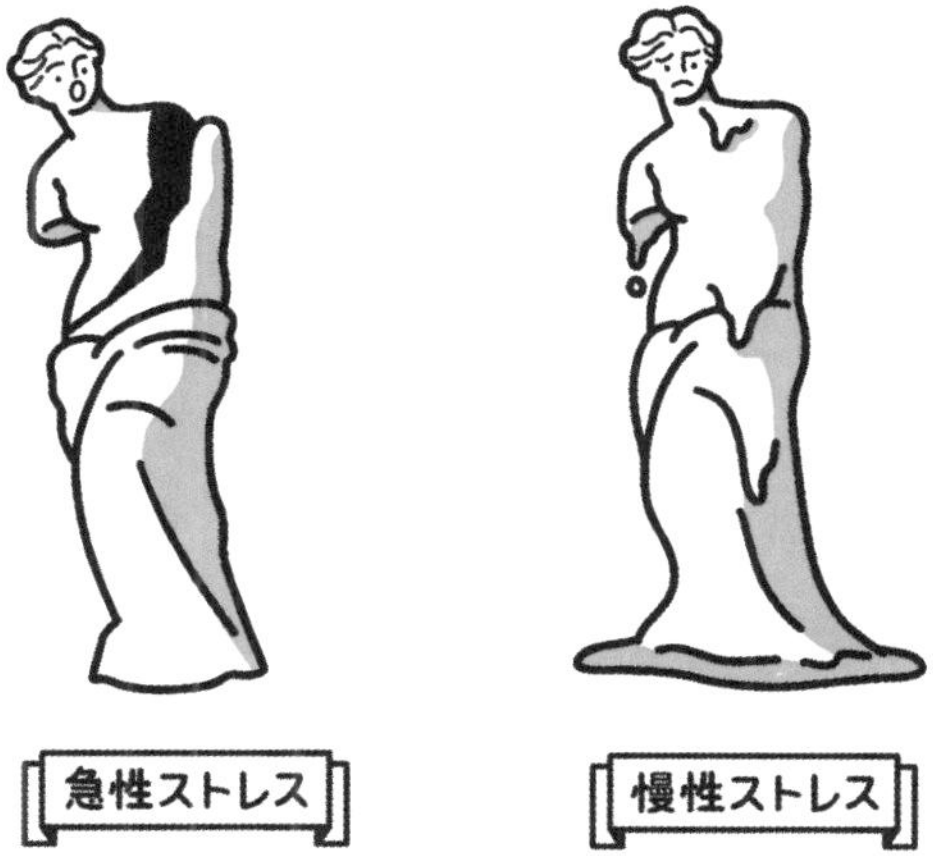

そのため、コルチゾールは「ストレスホルモン」とも呼ばれます。

学校内の風紀を正すはずの風紀委員が張りきりすぎた結果、周りの反発を受けて余計に校内の風紀が乱れるようなイメージです。

このように体の中で起こっていることがわかると、ぼやけていたストレスのイメージも明確になり、より冷静に対処できるようになっていくでしょう。

『ほど良いストレスがプラスに働くことも』

みなさんも「適度なストレスは生活に必要」という言葉を聞いたことがあるかもしれません。

ネガティブな意味合いで使われることも多いストレスですが、実際にストレスは良いものなのでしょうか？　それとも悪いものなのでしょうか？

私たちが日々受けているストレスには、物理的なものと心理的なものがあることはすでにお話ししました。

物理的なストレスの場合は、なるべく少ないほうがより健康的に生きられます。体の恒常性を保つためには、ずっと極寒の地や極暑の地で過ごしたり、極端に明るい場所やうるさい場所で生活したりすることは、体への負担が大きいのでなるべく避けるのが正解です。つまり、物理的なストレスは良いものとはいえないでしょう。

一方で、良いほうにも悪いほうにもどちらにも転ぶ可能性があるのは、心理的なストレス。それは、同じ状況でもそれをストレスに感じるかどうかは人によって異なるからです。

ただ、ストレスの感じ方以上に大切なのは「ストレスの捉え方」です。

ロチェスター大学の心理学者ジェレミー・ジェイミソンがストレスの効果について行った研究によると、テストの前に「ストレスを感じるとテストの結果が良くなるという研究結果がある」と告げられた学生のほうが、告げられなかった学生と比べてテストで高得点を獲得したそうです。

つまり**「ストレスはプラスに働く」という認識を持っているだけで、ストレスがポジティブなパフォーマンスをもたらすのです。**

例えば、部活の大事な大会や会社の重要なプレゼンの日の前などは、緊張が高まっていて大きなストレスがかかっている状況といえますが、そんなときに「ヤバい、緊張してきた！　何とかして落ち着かないと！」と考えるか、「いい感じに緊張しているな〜。これはいい兆候だぞ！」と考えるかで、実際にその後の結果が変わってくるということです。

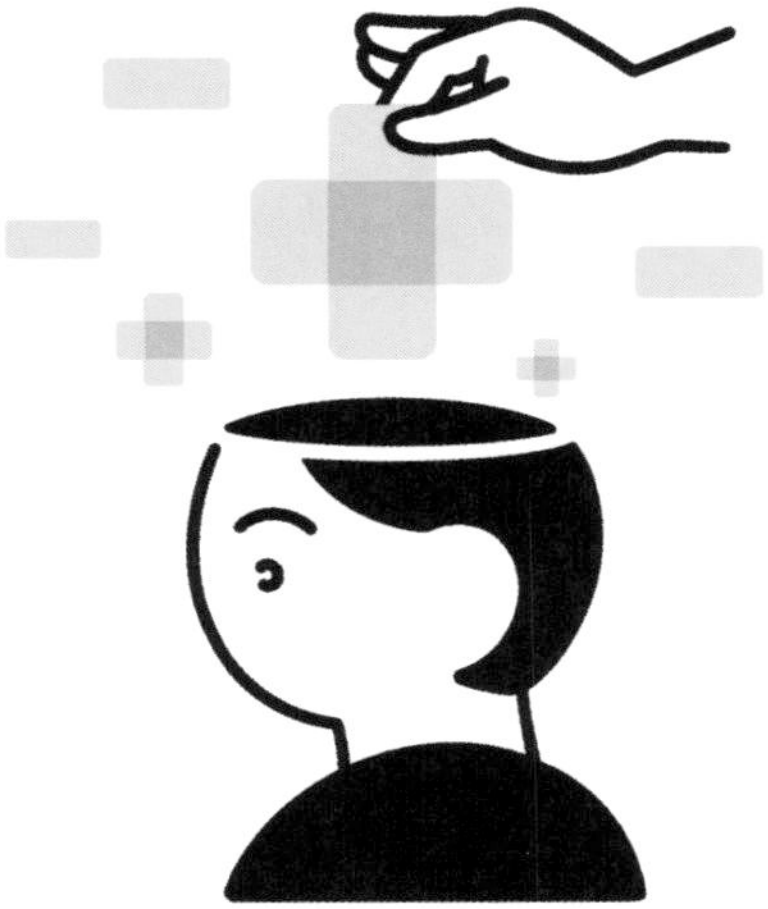

多くの人はストレスを良くないもの、少なければ少ないほうがいいもの、と捉えていると思いますが、**むしろストレスは自分を高めてくれるもの、成長させてくれるもの、と考えられるようになると、ストレスを味方につけられるようになります。**

ただ、捉え方を変えてもプラスに転換できないストレス、例えば相手からの暴力やハラスメントなどは心や体に大きな傷を残す可能性があるため、何としても避けるようにしましょう。

ストレス解消法が、かえってストレスに!?

自分ではストレスや疲れを解消するつもりの行動であっても、それがあまり効果的ではないことや、かえってストレスを増やしてしまうことはよくあります。ネットや雑誌、書籍に載っているさまざまな「ストレス解消法」も、それが本当に効果的かどうか疑わしいものもあります。

だからこそこの本では、誤った情報や自分に合わない方法によって振り回されないように、ストレスの正しい知識と、より効果的なストレス解消法をお伝えしたいと思います。

うまくストレスと付き合うために大切なことは、次の2点です。

- **できる限りストレスを溜めないこと**
- **適切にストレスを解消すること**

ストレスについて理解し、なるべく溜めない環境をつくって、仮にストレスを溜めてしまっても適切な対処法を実践できるようになれば、より快適な生活を送れるはずです。

そしてこの本に書いてあることがすべてとは思わず、これをヒントに自分に合った対処法を探してみてください。

第2章

なぜストレスは溜まる？

I thought eating cake, going to the gym,
and watching movies would make me feel better.

ストレスは「予防」がいちばん大事

ストレスとうまく付き合うために大切なのは、「溜めないこと」と「解消すること」ですが、より意識してほしいのは「溜めない」ことです。

例えば、ダイエットするときのことをイメージしてみてください。体重は「減らすこと」よりも「増やさないこと」のほうが簡単ですよね。また、風邪に関しても「治すこと」よりも「罹らないこと」のほうが簡単なことが多いでしょう。

このように元の状態に戻すことよりも、そもそもその状態にならないようにするほうが簡単な場合が多いのです。

ストレスについても同じ。解消すること以上に、最初からストレスを溜めないようにするほうが簡単です。だからこそ普段からストレスを「予防」できるよう意識しましょう。

また、ストレスが溜まった状態で、それを解消することは簡単ではありません。ストレスが溜まってくると精神だけでなく、体にもマイナスの影響が出ます。つまりストレスが溜まっているときは、普段よりも少し不健康な状態。疲れが取れなかったり、体がだるかったりするのは、蓄積したストレスが影響していることもあります。

そんな状態では、ストレスを解消したくてもうまくいかないことが多いのです。健康な状態で５km走るのと、風邪をひいた状態で５km走るのを比べると、後者のほうがハードルも高くなるのは想像に難くないでしょう。

つまり、**ストレスが溜まってから解消するよりも、普段からストレスを溜めないように意識するほうが、実は手間も少なく効率的なのです。**

とはいっても、すべてのストレスをコントロールできたら誰も悩みません。「日々ストレスを溜めないようにしよう」と思っていても、なかなかうまくいかないものです。

ただ、コントロールできないものは仕方ないとしても、風邪の予防に日ごろから手洗いや消毒をしておくように、ストレスを溜めないためにできる予防策はもちろんあります。

そのためにはまず、どうしてストレスが溜まるのか、そのメカニズムを知らなければなりません。

手洗いや消毒が風邪の予防に効果的なのは、原因となる細菌やウイルスの付着や侵入を防ぐから。それと同じように、ストレスにおけるウイルスや細菌、さらにはそれらが体にどう影響するのかを知らずに漠然と対処するだけでは、ストレスへの予防策として十分とはいえないのです。

まずは敵を知るために、ストレスのメカニズムについて見ていきましょう。

三つの条件でストレスは溜まる

ストレスは溜めないほうが良いといっても、いつの間にか溜まっていることが多いですよね。

私たちは日々の生活でさまざまなストレスを受けていますが、大抵はすぐに忘れ去られるか、体が順応できる程度の小さなものです。

例えば、乗りたかった電車にぎりぎりで乗れなかったとき、その瞬間は「なんだよもう！」とストレスを感じますが、すぐに次の電車に乗れたらそのストレスはいつの間にか忘れてしまうでしょう。また、うるさい音や眩しすぎる光なども体へのストレスになりますが、しばらくして体が順応すると、同じ刺激でもそこまでストレスに感じなくなります。この程度のストレスであれば生活に支障は出ませんし、特別な対処も必要ないでしょう。

でも実際には、日々強いストレスを感じている人が多いのも事実です。

では、ストレスはどんなときに溜まるのでしょう？

それを決める要素は三つあります。「ストレスの程度」「ストレスの回数」「ストレスの持続時間」です。

「ストレスの程度」というのは、ストレスの重さのことです。**当然ながら軽いストレスよりも重いストレスのほうが蓄積しやすく、その後の心身への影響も大きくなります。**日常生活でちょっと嫌なことがあった、というよりも大きな失恋をした、大切な人が亡くなった、仕事で取り返しのつかないミスをした、というほうが精神的なダメージは大きく、そのことを思い出して後からまた落ち込むことは想像しやすいでしょう。

「ストレスの回数」は、ストレスを受ける回数や連続性のことです。**仮に軽いストレスであっても、それが何回も繰り返される場合はストレスが溜まる要因になります。**

電車に乗り遅れるのも、それが1回だけではなく1日の中で2回3回と続いたらどうでしょう？　上司に嫌味を言われたときも、1回ならばまだしもそれが1日に何回も繰り返される場合は、普段軽く受け流せる人もさすがにストレスを感じるはずです。心理学でわかっていることですが、人間はいいことも悪いことも回数を重ねることによって印象が強まるため、ストレスの出現回数はそのままストレスが溜まるかどうかに直結するのです。

「ストレスの持続時間」も同様に、**長期間続くストレスのほうが溜まりやすく、心身への影響も大きくなります。**第1章ではストレスを持続時間によって急性ストレスと慢性ストレスに分類しましたが、急性ストレスよりも慢性ストレスのほうが溜まりやすく、その後に影響が出やすいということです。

つまり、ストレスの程度が重く、回数が多く、持続時間が長いほどストレスは溜まりやすいということ。そしてそれを避けるためには、反対に「ストレスを軽くする」「回数を減らす」「持続時間を短くする」の三つが重要になるのです。

ストレスを溜める人と溜めない人

日々さまざまな人に接していると、ストレスを全然感じていないように見える人と、ストレスを溜めやすそうな人、どちらにも出会うと思います。

この違いは、どこからくるのでしょうか?

ストレスを溜めやすいかどうかは、「性格」と「環境」で決まることが多いです。

まず、「性格」の違いとストレスの受けやすさは非常に関係しています。

例えば大雑把、楽天的、寛容、お調子者といった性格のほうがストレスを溜めづらいことは、簡単に想像できるでしょう。反対に、繊細、悲観的、自罰的、完璧主義といった性格はストレスを溜めやすい傾向があります。

大抵の場合、これらの性格は幼少時から大きくは変わらないため、ストレスを溜めやすい性格かどうかは、その人が元々持つ気質が大きく影響しているといえます。しかし、生まれながらの気質だけで決まるわけではありません。同時に「環境」にも大きな影響を受けているのです。

環境とは、その時点で置かれている環境だけに留まらず、幼少期から現在までに経験した環境も含まれます。みなさんの周りにも、大学に入ってからキャラクターが変わって明るくなった、転職をしたことで急に真面目になった、という人を見たことがあると思います。このように環境にはその人の性格を変えるパワーがあるので、ストレスの溜めやすさにも影響するのです。

もちろん、そのときに置かれている環境もストレスの溜まりやすさに関係します。働きやすい職場や負担のない仕事のほうがストレスは溜まりづらく、居心地の悪い職場や負担の大きい仕事のほうがストレスは溜まりやすいように、そのときの環境が負担になっているほど、ストレスは溜まっていきます。

ただ、やはりそこでも性格の影響は受けるので、同じ環境にいてもストレスを受けやすい性格のほうがストレスを溜めやすくなります。

そう考えると、ストレスを受けやすい性格の人はストレスから逃れられないような気がしてしまいますが、必ずしもそうではありません。

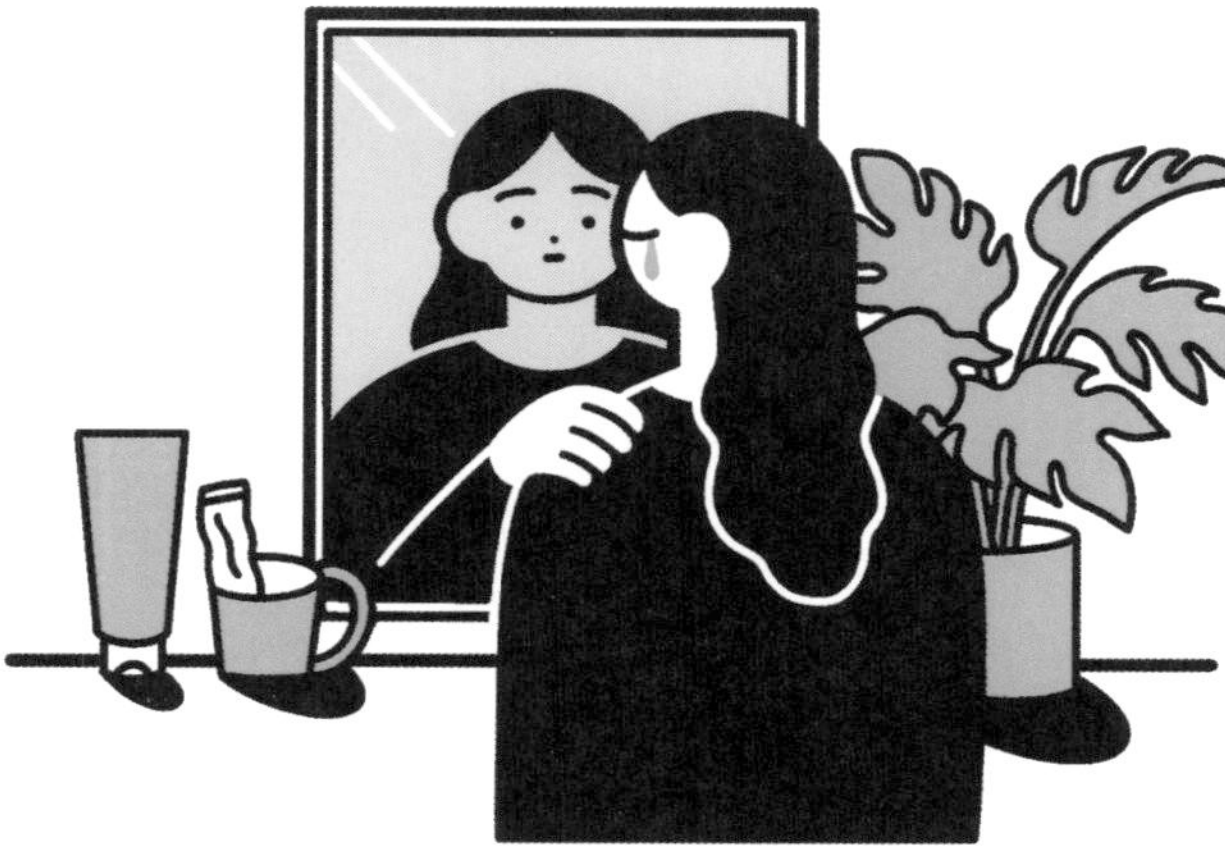

ストレスを受けやすい人でも、ストレスのサインに気づいて定期的に解消すれば、大きな問題にはなりません。その点、ストレスを受けやすい人は敏感なので、早めに気づいて対処することができるでしょう。

逆にストレスを受けづらい性格の人は、環境の影響で気づいたら過剰なストレスに晒されている、ということが起こります。特に「自分はストレスを受けづらい性格だ」と考えている人のほうがストレスのサインに鈍感になり、気づかないうちに心身ともにダメージを受けていることが起こりやすいのです。

ストレスのサインは生活に現れる

ストレスは気づきにくいものとはいっても、心身に何らかの影響は出ています。そしてそのサインは、日々の生活をよく観察していると気づくことができます。

まずストレスが溜まっているサインとして非常に多いのが「睡眠」の変化です。

不眠はサインとして比較的わかりやすいと思いますが、それ以外にも悪夢を見る、歯軋りをする、寝相が悪くなる、場合によっては寝すぎることも、ストレスが原因になっている可能性があります。

特に生活リズムの乱れ、時差ボケ、身体疾患、睡眠環境の変化、カフェインの摂取などがない状態で、眠れなくなったり寝すぎたりするようになった場合は、何かしらのストレスが原因である可能性が高いです。そんなときは、普段の生活と比べてストレスを感じやすい状況にいないか、振り返るようにしましょう。

歯軋りや寝相などは自分で気づかないことも多いのですが、もし寝ているときの状態を見てもらえる家族やパートナーがいれば指摘してもらうと良いでしょう。また、最近は睡眠の深さを測定するアプリやデバイスなども販売しているので、それらを使って深く眠れているかを観測するのもおすすめです。

睡眠は時間だけではなく質も大切なので、たくさん寝ても寝足りない人や連日のように日中眠くなるという人は、自分の睡眠を計測してみましょう。

もう一つ、ストレスが溜まっているサインとして挙げられるのが「食事」の変化です。

普段と比べて食欲がない場合も、反対に食べすぎてしまう場合も、ストレスが関連しています。ストレスが溜まっているときに食欲がなくなる、食べすぎてしまう、のどちらか、もしくは両方を経験したことがある人は多いでしょう。

一見、この二つは正反対な現象ですが、なぜ両方ともストレスによって起こるのでしょうか？　それは神経系やホルモンの動きで説明できます。

まず急性ストレスが加わると、自律神経のうち交感神経が活発になります。交感神経は、心拍数を高めたり血圧を上げたりするのと同時に、内臓の機能を抑制します。そうすると、胃腸の粘液の分泌が低下することで食べ物の消化能力が下がり、結果的に食欲が落ちます。ストレスで腹痛になったり、胃潰瘍になったりするのは、交感神経の働きが影響しているのです。

しかし急性ストレスが解消されると、逆に副交感神経が優位になり、食欲が増します。その差が大きいほど過食になる可能性も高まるのです。緊張感のある仕事を終えたタイミングで暴飲暴食したくなってしまうのは、自律神経が関係しています。

同様に、ストレスホルモンであるコルチゾールも極端な食生活の原因になります。ストレスが長期間続くことで分泌されるコルチゾールには、食欲を抑えるホルモンである「レプチン」の分泌を抑制する働きがあります。適切にレプチンが分泌されていれば満腹中枢が刺激されて食欲は抑えられますが、コルチゾールの作用でレプチンの分泌が減ると、食欲のブレーキが利かなくなってしまうのです。

食事によるストレスのサインは、普段の自分の食事回数や食事量と比較するとわかりやすいので、異変があったらそのときの自分の環境を見直すと良いでしょう。

ストレスのサインとして、睡眠・食事など体に現れるものは比較的わかりやすいもの。一方で気づきづらいのが、精神面のサインです。

ストレスが溜まっているときの精神面への影響はさまざまで、例えば不安が強くなる、イライラする、気分が落ち込む、集中力が低下する、やる気がなくなる、ネガティブになる、などです。つまり、これらのサインはうつ病の症状とほとんど同じといえます。

もちろん、ストレスがかかるとすぐうつ病になるわけではありません。ただ、ストレスが溜まったときの精神面の変化とうつ病の症状は大半が一致するため、うつ病を防ぐためにもストレスを予防し、溜めないことが大切だと覚えておきましょう。

1日2日で自然と良くなる場合や、適切に解消できる程度のストレスであれば問題ありません。しかし、**長期化してしまったり解消できない状態が続いたりすることがうつ病のリスクに直結するため、ストレスを解消する習慣をつけて、日々のストレスを溜め込まないようにしましょう。**

溜めないコツはきっちりしないこと

「ストレスを溜めない習慣」というと何を想像しますか?

毎日きちんと決まった時間に起きる、週に3回以上運動をする、バランスのいい食事を1日3食摂る、毎日6時間以上寝る、やりたくないことをやらない、こんな内容が浮かぶと思います。

では、これらの習慣をすべて取り入れたらストレスが一切溜まらない人間になるでしょうか?

いいえ、むしろきっちりしすぎて疲れてしまうでしょう。というよりも、そもそも実行するのが無理だと思います。

これを普段から実践できる人であれば、元からこの本を手にしていないはずです。

もちろんこれらの習慣はすべて大切ではありますが、この本を読んでいる人の中には、睡眠時間を確保できない人、暴飲暴食してしまう人、やりたくない仕事を抱えている人もいるはず。そこで、そんな人でも無理せずストレスを溜めずに済む習慣をお伝えしたいと思います。

「ストレッチ」という単語には「引き伸ばす」という意味がありますが、実はストレッチとストレスは言葉の由来が同じです。

ストレスはストレッチのように引き伸ばされる、つまり負荷がかかった状態が続くと溜まりやすいので、普段から負荷をかけすぎない意識を持つことが、ストレスを溜めない習慣への第一歩です。

それこそ朝は決まった時間に起きて、週3回以上は運動をして、食事の栄養にも気をつかって……これが自然にできるなら問題ないですが、負荷が強すぎるとむしろ続けることがストレスになりかねません。

だからこそ、**何かを習慣化するためには今の自分よりも〝ちょっとだけ〟レベルの高い目標を決めること**。そして、まずそれが当たり前にできるようになってから次の目標を決めるようにしましょう。

そのうえで、みなさんに意識してもらいたいことが二つあります。**一つは「やらないことを決める」、もう一つは「やりたくないことへの意識を変える」**です。

まず一つ目の、やることではなく「やらないことを決める」こと。

人は何かを習慣づけようとするとき、「毎日30分歩こう」「週に1回ジムに行こう」など「やること」を決めたがります。ただ、やることを決めた場合、途中で一度できなかった日があると、そのまま習慣づかなくなることが多々あります。

だからこそおすすめなのは「やらないことを決める」、つまり自分の生活の中でマイナスになっている行動を改善することです。

しかし、ここで注意してほしいのが、必ず0にしようと思わないことです。例えば暴飲暴食をやめたい、と考えたときに「暴飲暴食をしない」と考えるのではなく「暴飲暴食はしても、週1回までにする」と考えます。

やめたい行動の最低限のラインを定めておくことで、その行動をしてしまったときの罪悪感も薄れ、何より継続しやすいのです。

これはほかの不健康な習慣、例えば喫煙や夜ふかし、浪費などにも応用できるので、マイナスになる習慣を変えるきっかけとして取り入れてみてください。マイナスの習慣が減るほど生活の乱れも改善し、ストレスも軽減するので、結果的に良い循環に移行しやすくなります。そうすると、はじめは大変に思えた運動や規則的な睡眠なども意外とできるようになるので、ストレスを溜めない習慣づくりの第一歩目として、やらないことを決めてみてください。

二つ目は「やりたくないことへの意識を変える」ことです。

誰でもやりたくないことをやらなきゃいけない場面はあります。でもその際に心がけてほしいのが、「これが自分の成長につながっている」と思うことです。

例えば、いきなり面倒な仕事を振られたらストレスを感じると思います。ただ、それをストレスと認識したままにしておくと、心身の負荷は大きくなってしまいます。**ストレスだと感じたとしても、その後一呼吸置いて「これをやることがどんなメリットをもたらすか」と考えてみましょう。**

仕事を振られたときの例で考えると、作業効率を上げる練習になる、同僚の手助けになっている、上司からの評価が上がる、などをそのメリットと考えるのです。そうすると、ただの嫌な出来事が自分にプラスをもたらす出来事に変わります。

よく「会社で成果を出すためには仕事を好きになれ！」という人もいますが、私はその考え方にはあまり賛同できません。何事においても苦手なものは苦手だし、嫌いなものは嫌いですよね。「好きになれ」と言われて好きになるなら、普段の生活で悩むこともないはずです。

だから、苦手なら苦手でいい、やりたくないならやりたくなくていい、ただそれを経て成長するためにやるんだ、と考えるようにすればいいのです。

スポーツの世界を考えるとわかりやすいのですが、走り込みや柔軟体操などそれ自体を好きという人は少数派だと思います。ただそれらが基礎となってより大きな成果につながることを知っているからこそ続けられるのです。

このように、やりたくないことだとしても何かしらの意味づけをしてあげれば、ストレスと感じる度合いも小さくなります。**ショックなことや嫌なことも同じように、起こった事実は変わらなくてもそこに意味づけをするのは自由です。**

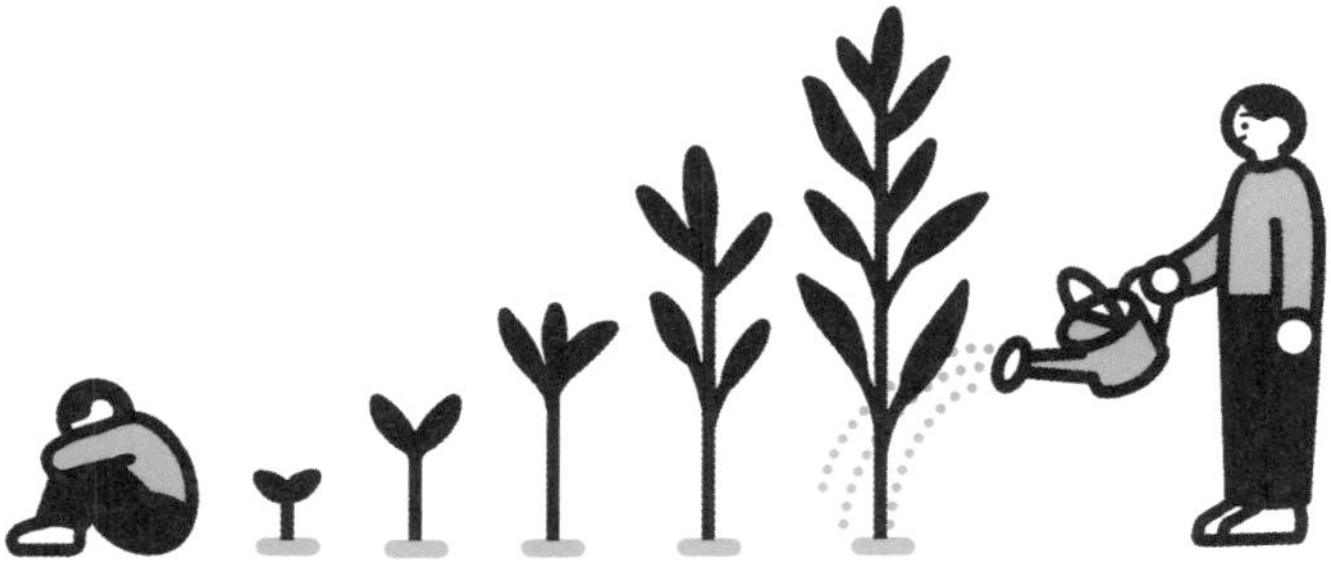

何かストレスを感じたときには、一呼吸置いてから、その出来事が自分に何をもたらすのか考えてみてください。
それをできるだけ習慣にすることによって、ストレスの感じ方がまったく違うものになるはずです。

物理的なストレスは環境でブロック

ストレスを溜めないためには、種類によって対処を変えるのもポイントです。すでにお話ししたとおり、ストレスには物理的なものと心理的なものがあります。物理的なストレスとは、激しい光や音、寒さや暑さ、感染症など不変性を乱す外的な刺激のこと。物理的なストレスの対策において大事なのは、その刺激に自分自身が順応できるかどうかを判断することです。

誰でも生まれつき体質や特性に違いがあるため、同じ刺激でもどの程度許容できるかは人によって異なります。暑がりの人もいれば寒がりの人もいて、痛みに強い弱い、辛いものが得意不得意など、人によって外的刺激に対する反応はさまざまです。例えば寒がりの人が寒い地域で長期的に過ごすのはストレスになりますが、反対に暑がりの人は寒い地域のほうが快適に過ごせるでしょう。

そのため、**物理的なストレスを溜めないコツは、自分が今置かれている環境が快適であるか、もしくは少なくとも不快に感じないかを意識して生活をすることです。**

もし物理的なストレスを感じる環境であれば、何かしらの対策を講じるか、場合によっては環境を変える必要があるでしょう。

以前私が担当した患者さんにも非常に音に敏感な方がいました。

その方は近所で遊んでいる子供の声にイライラしてしまい、来院の度にストレスを訴えていました。はじめは子供が遊んでいる時間帯に窓やカーテンを閉めて音がなるべく入らないようにする、イヤホンやヘッドホンで音楽を聴く、寝るときは耳栓をつける、などの対策を指導しました。

しかしそれでも耐えられなかったため、引っ越しを検討することになりました。子供の声への苦情が殺到しているわけではなかったので、おそらく誰もが気になるレベルの騒音ではなかったはずです。ただその患者さんはどうしても耐えられず引っ越しを検討するまでに至ったのです。

このように、自分にとって物理的な刺激が許容できる範囲なのかどうかを見極めたうえで、過ごしやすい環境を整えていきましょう。

心理的なストレスは予測を立てる

物理的なストレスへの対策はイメージしやすいと思いますが、心理的なストレスの場合はそう簡単ではありません。というのも、心理的なストレスこそ個人差が大きく、予測がつかないことが多いからです。

物理的なストレスの原因となる暑がりや寒がりなどの体質の違い以上に、心理的な反応は人によって大きく変わります。同じシチュエーションで何も感じない人がいる一方で、すごくショックに感じる人がいるほどです。

さらに、心理的なストレスは同じ出来事に対しても、その瞬間のメンタルによって捉え方が変わるというややこしさもあります。普段だったらそこまで気にしない些細なことでも、気分が落ち込んでいると「自分には嫌なことばかり起こるなぁ……」とネガティブに捉えてしまうことはよくあることです。

また、予想できないタイミングで急に出現するのも心理的なストレスの特徴です。

特に対人関係においては自分でコントロールできないことも多いので、誰かの思わぬ一言や行動に突然振り回されてしまう状況も頻繁に起こります。

こうした特徴があるため、心理的なストレスは物理的なストレスと異なり、避けるのが難しいのです。現代のストレスの大半は心理的なストレスともいえるので、それを溜めないようにするのは簡単ではありません。

ただ、そんな心理的なストレスでも溜めないためのコツはいくつかあります。

心理的なストレスを溜めないコツの一つは、できるだけ予測を立てておくことです。基本的にストレスとは、予想外の出来事や自身のキャパシティを超えた際に発生します。もちろん、予測不能な出来事の対策は難しいのですが、職場や学校で起こりえるストレスについては、普段からある程度想定をしておくことはできます。

例えば、職場の同僚や上司の中に嫌味を言ってくる人がいるのであれば、「あの人はそういう人間だから、また何か嫌味を言ってくるかもしれない」と考えておく。突然仕事を振られて残業をすることになったとしても、「残業はよくあることだ」と考えていれば心理的なストレスは減らせます。いろいろな事態を想定しておくことで予想外の出来事が生じたときに動揺しづらくなりますし、慌てずに対処できるようにもなります。

もう一つ、心理的なストレスを溜めないコツは、普段から健康的な生活を送っておくことです。人間の脳は非常に複雑で、機能が解明されていない部分も多いのですが、脳も数ある臓器の一つには変わりません。健康的な生活を送ると免疫機能が上がり、風邪をひきづらくなるのと同じで、健康を保つことはストレスを感じづらい脳にすることにも役立ちます。

不健康な生活を続けていると体調を崩しやすいように、不健康な生活で脳の機能が低下すると、集中力が落ちたりネガティブに考えやすくなったりするため、その分ストレス耐性も弱くなります。また、熱が出て寝込んでいるときにポジティブに考えるのが難しいように、体と心の調子は連動しているため、健康的な生活を続けることはストレスを溜めづらくするために非常に重要です。

ストレスを溜めやすい人の生活を観察していると、ストレスの強度そのもの以上に普段の生活が乱れていたり、しっかり休む時間が確保できていなかったりすることでより強くストレスを受けている場合が多いのです。その場合は規則正しい生活を維持し、十分な休息を取ることが最優先になります。

しかし、そもそも健康的な生活を送るほどの余裕がない、仕事が忙しくてそれどころではない、という場合は疲れも取れずストレスも溜まり続けてしまうため、何とか環境を変える必要があります。環境を変えられない場合も多いとは思いますが、その状況が続けば、いつか体か心のどちらかが壊れてしまいます。周りの人や精神科に相談して、一時的に仕事を休むなどして生活を見直すきっかけをつくりましょう。

ストレスは予防が大事だと言ったように、ストレスが溜まり続けて体を壊してしまった場合、それを治すほうがより手間と時間がかかります。

ストレスを溜めないことの大切さは強調してもしきれません。もし不健康な生活をしている自覚があれば早めに見直すようにしましょう。健康的な生活の維持、それがストレスを溜めないための第一歩です。

次の章からは、ストレスが溜まってしまったときの具体的な解消法を見ていきましょう。よくある解消法への誤解や、より良い方法がきっと見つかるはずです。

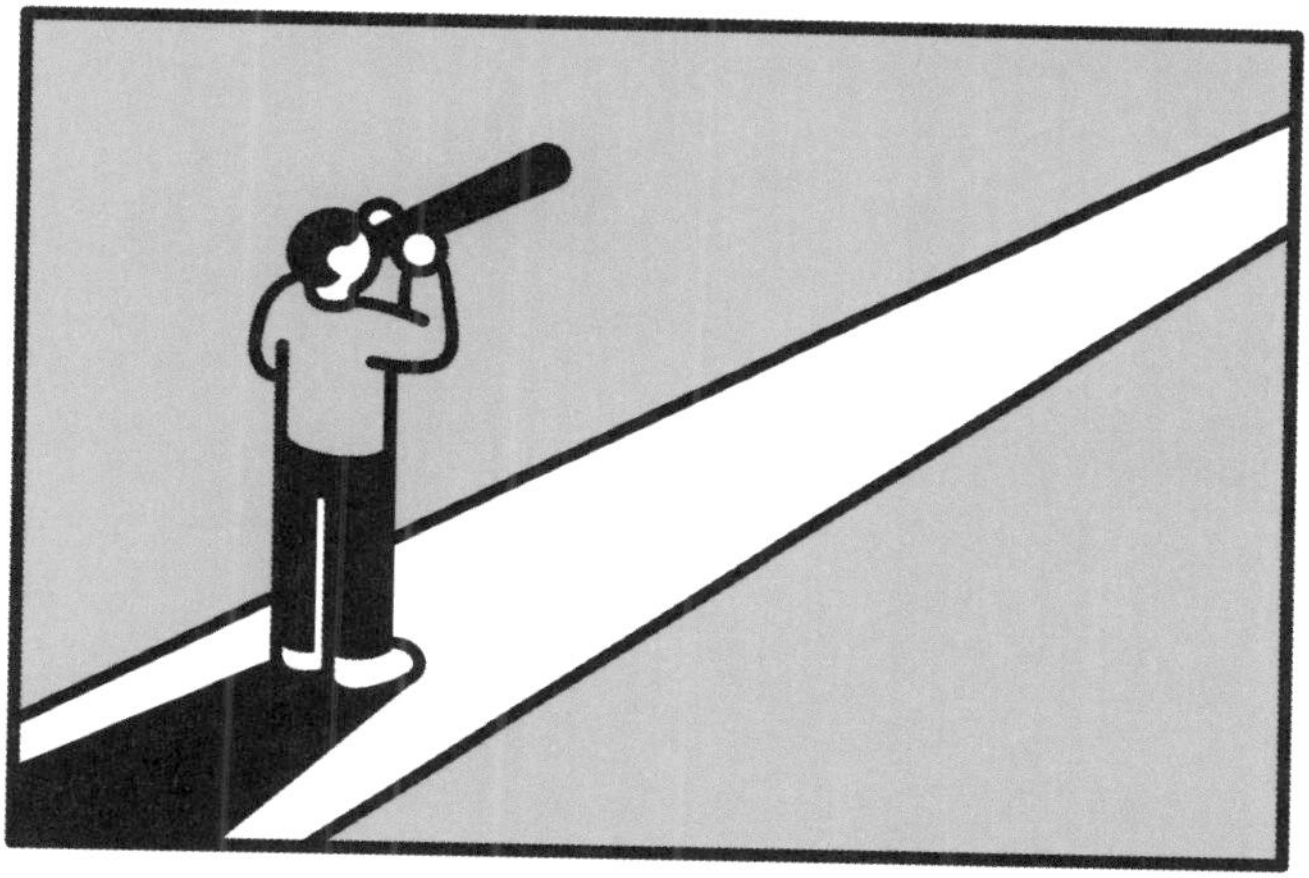

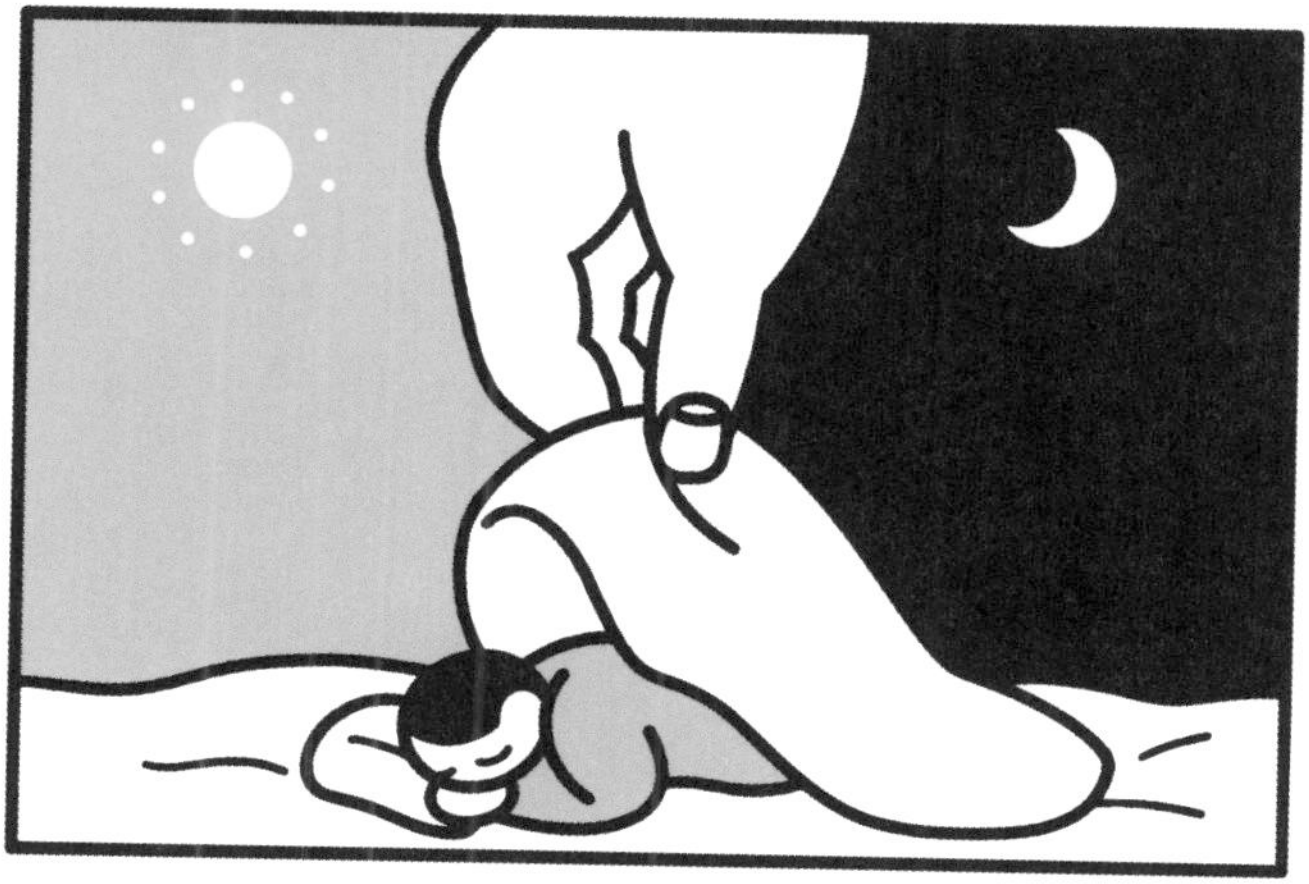

第3章

正しいストレス解消法

～考え方編～

I thought eating cake, going to the gym,
and watching movies would make me feel better.

正しいストレス解消法

01

よくあるストレス解消法

楽しいことだけをする

より良いストレス解消法

マイナス感情にも浸る

ストレスが溜まっているとき、気分を紛らわせるために「楽しいことをしよう」と考える人は多いのではないでしょうか。

もちろん、楽しいことですぐに気持ちを切り替えられたら良いのですが、そうはいかないときもありますよね。そんなときは無理に楽しいことをする必要はありません。

例えば、恋人と別れたり仕事で大きなミスをしたりなどショックな出来事があった後は気持ちが落ち込んでいるはずです。そんなときに無理に楽しいことをしようと思ってもすぐに気持ちを切り替えるのは難しいもの。むしろ普段だったら楽しめるはずのことを楽しめないことで、余計に気分が落ち込む可能性があります。

だから悲しいときや落ち込んでいるときには、無理に楽しいことをするのではなく、むしろその感情に身を委ねてみましょう。

そういうときは涙を流すことも大切です。一時期「涙活」という言葉が話題になりましたが、実際、涙にはストレスを緩和する作用があります。

涙を流すと、気分を安定させる神経伝達物質であるセロトニンが分泌されるため、悲しいときや落ち込んだときに涙を流すことは有効なのです。

みなさんの中にも「思いっきり泣いたら案外すっきりした」という経験をした人もいるでしょう。

悲しいときに涙が出るのはそもそも生物学的に意味があるのですから、我慢する必要もなければ、無理に楽しいことをする必要もありません。感傷に浸ることや涙を流すこともストレス緩和には必要、ということを覚えておきましょう。

ただ、嫌な出来事に引っ張られてそれをいつまでも引きずってしまうのは問題です。そうならないために、**心がけてほしいのは「感情はそのままに、対象を変える」ということです。**

どういうことかというと、例えば悲しい気分のときに実際に自分に起こった出来事を思い出すのではなく、あえて泣けるドラマや映画を観るのです。そうすると感情を無理に切り替える必要はなくなりますし、自分に起こったことを引きずらなくて済みます。感情を抱く対象を自分の出来事から、ドラマや映画の中の出来事にするのです。

また、これは同様に怒りの感情などにもいえます。怒りの対象を特定の出来事や人物に向けるのではなく、対象を変えて発散するのです。例えばボクシングなどの格闘技でも良いですし、敵を倒すゲームなどでも良いでしょう。

少し前に「うっせぇわ」という曲が流行りましたが、あの曲を大声で歌う、なんていうのも良いでしょう。

こうした曲は聴いて楽しむのも良いのですが、カラオケでストレスを発散するのにもぴったりの曲だと思います。

悲しみや怒りなどの感情が強くなったときは、無理に楽しいことをするのではなく、感情をそのままに対象を変えて発散することを意識しましょう。

正しいストレス解消法

02

よくあるストレス解消法

忙しくして充実感を得る

より良いストレス解消法

適度に休息を取る

「忙しくしている間は疲れを感じない」ことはありますか？

このような特性を持つ人の中には、仕事であれプライベートであれ、やりたいことをどんどんやって生活を充実させることを人生の目標としている人もいます。彼らは忙しければ忙しいほど生き生きとして充実しているように見えます。

ただ、こうした生活はストレスの観点から見るとやや危険ともいえます。

たしかに忙しくしているほうが人生も充実している気がしますし、実際に何かに打ち込んでいるときは神経伝達物質のドーパミンやアドレナリンが放出され、疲れを感じづらくなるのも事実です。

しかし、その状態をずっと続けているといつか心と体に限界がきます。

忙しくても疲れを感じなくなるのは、エナジードリンクを飲んだりするのと同じで、あくまで一時的なものです。むしろずっと忙しくしていると疲れのサインに気づけなくなってしまうため、その前に適度に休むことが必要です。

どんな一流のアスリートでもオフの期間があるように、休息を挟みながらでないとベストなパフォーマンスは出せません。ましてや日々トレーニングをしていて、普通の人よりも体力のあるはずのアスリートですらしっかり休むのですから、そうではない人が休みを取らずに動き続けたらどうなってしまうか、想像に容易いと思います。

精神科の疾患で「双極性障害」という病気があります。これはハイテンションな躁状態と気分が落ち込むうつ状態を繰り返すのが特徴の病気です。

躁状態のときは自分が何でもできる気がして非常に活動的になり、睡眠も取らずに動き回りますが、躁状態は大抵1週間程度で落ち着き、その後にうつ状態になります。うつ状態になるとまるで躁状態がウソだったかのように活動性は下がり、引きこもりがちになり、気持ちも沈んでしまいます。

双極性障害まではいかなくても、忙しい期間が続いた後に急にやる気がなくなって前までできていたことができなくなってしまう、という経験をした人もいるでしょう。これはいわゆる「燃え尽き症候群」と呼ばれ、多忙な時期や何かを達成した後にやる気がなくなってしまう状態を指します。

忙しかったときは疲れも忘れられて良かったかもしれないのですが、燃え尽き症候群になるとトータルで見たときのパフォーマンスは結局低下しているでしょう。

だからこそ普段から1日、1週間、1カ月などの期間ごとに、意識的に休息の時間を確保することが重要です。

100%の力で駆け抜けて息切れした挙句に0%になってしまうよりも、80%のパフォーマンスを続けるほうが心にも体にも負荷が少ないのです。充実感を得るために休息を取らずにあえて忙しくしている、という人はちゃんと自分の心と体を労る時間を確保するようにしましょう。

そもそも仕事ややるべきことが多すぎて休む時間が取れないという人は、その生活自体に問題があるともいえます。少しでも休みの時間を確保できないか、自分ではなくほかの人に任せられる部分はないか、などと考えておかないと、気づかないうちに心身が蝕まれてしまいます。一度、ちゃんと休息の時間がとれているかどうか、自分の生活を見直してみましょう。

正しいストレス解消法

03

よくあるストレス解消法

楽しい記憶を思い出す

より良いストレス解消法

今この瞬間に集中する

部屋の掃除をしているときにたまたま昔のアルバムを見つけて感傷に浸ったり、ふとスマホの写真フォルダを見返して「あのときは楽しかったな〜」と当時を思い返して懐かしんだり……。

誰でも人生で楽しかった瞬間を思い出すことがあるでしょう。

その行為自体は何も問題はないですし、制限するつもりもまったくありません。ただ「ストレス解消」という文脈で考えると積極的には推奨できません。

冒頭の二つのシチュエーションは偶発的、もしくは自分が意図せずに行ったことですが、ストレス解消のために〝意図的に〟楽しい記憶を思い出すことは、状況によっては若干リスクを伴います。それこそ心身が疲労していて、心や体を回復したいタイミングで楽しい記憶を思い出す場合は要注意です。

というのも、**楽しい記憶を思い返すことで「あのときは楽しかったのに、それに比べて今は……」とマイナスな感情を増幅させてしまう可能性がある**ためです。

基本的に楽しい記憶は心身ともに健康的なときにしかつくられません。みなさんも自分が楽しかったときの記憶を思い出してみるとわかると思いますが、体が弱っている、またメンタルが不調な状況はほとんどないと思います。

心か体、どちらかが弱っているときも普段と状況が違うため印象には残りやすいのですが、おそらく「楽しい思い出」というかたちではなく「大変だった」もしくは「つらかった」記憶として残っているはずです。

ストレス解消を目的とする場合、そもそもストレスが溜まっている状況であることが多いため、楽しい記憶を思い出そうとすると今と過去を比べてしまいネガティブ感情が増幅する可能性が高いのです。


だからそんな状況のときには過去の楽しかった記憶を思い出すのではなく、今に集中し、どうしたら少しでもストレスが緩和されるかを考えるようにしましょう。もちろんそのときの状況や人によって方法はさまざまです。

散歩をする、リラックスできる音楽を聴く、誰かに自分のことを話すなど、**どんな方法であってもストレス解消のポイントは「今、何ができるか」に着目することです。**

楽しい記憶を思い出すことは手軽にできるし手間もかからないですが、実際は役に立たないかもしれないので、あえてストレス解消のために行う必要はないでしょう。何度も言いますが、「楽しい記憶を思い出す」というその行為自体が悪いわけではありません。ストレス解消として行うにはあまり適さない、ということを覚えておきましょう。

つらいことがあったり、元気が出なかったりするときは、スマホの写真フォルダをスクロールするのではなく、写真に写る友達に連絡してみたり、スマホを置いてストレッチや散歩をしてみたりしましょう。

正しいストレス解消法

04

よくあるストレス解消法

人に嫌われてもいいよう振る舞う

より良いストレス解消法

自分の意見だけは守る

これはストレス解消だけでなく、人としての生き方に関わることです。

最近よくSNSやネットの記事で目にするのが「ストレスを溜めないために自分の好きに生きたほうがいい」「周りに嫌われるのを恐れて生きてはいけない」というアドバイス。ほかにも、「日本人は他人の目を気にしすぎている」「空気を読むな」などもよくいわれています。

たしかに日本は島国なので人々の同調意識が高く、昔から周りの目を気にしながら生きてきました。そんな日本人の持つ考え方は、多様性が叫ばれ、多くの新しい文化が流入している現代にはあまりマッチしないかもしれません。

だからこそ今になって、周りの目を気にせずに自由に過ごし、自分の好きなことだけをして生きるべし、という主張をよく耳にするようになったのでしょう。私もその考えには賛同しますし、自分の好きに生きられたら、たしかにストレスも溜まらないでしょう。

ただ、それを全面的に肯定するのは難しいとも思います。

「人の目を気にせず、やりたいことをする」という部分までは賛同します。しかし、それが極端になって「空気を読まずに周りに迷惑をかける」までいくと、それはちょっと意味が変わってくると思うのです。

最近は多様性が重視されていますが、それでも日本はまだまだ他人を重んじる文化が残っています。その文化が長かった影響もあり、何より多くの人に「他人に迷惑をかけたくない」という思考が残っています。

私はそういう日本人の気遣いは素晴らしいと思いますし、根本的な部分はなくしてはいけないと思っています。だから好きなことは自由にできたほうが良い、けれど周りに迷惑をかけてまで自分の道を突き進むべきではない、と考えます。

例えば友達と一緒に旅行に出かけたときに、自分がやりたいことや行きたいところを主張するのは自由です。ただ、自分の意見を押し通してそれで周りを振り回したり、全体の輪を乱したりするのは避けるべきでしょう。

空気を読んで周りに同調しすぎてやりたくないことをやらなくちゃいけない、という状況は避けるべきですが、それは空気を読まずに周りを振り回して良い、ということではありません。

大切なのは自分の意見をしっかりと主張することと、周りの意見にも耳を傾けることです。あまり考えずに何となく周りと合わせるのは避けたほうが良いのですが、周りの意見を聞かずに突き進む、というのも良くありません。

そもそも「ストレスを溜めないために自由に生きたいけれど、人に嫌われること自体がストレス」と感じる人もいるので、そこで無理に突き進んでも本末転倒です。

私は、「嫌われる勇気」を持つよりも「主張する勇気」を持つのが大事ではないかと思っています。

人に嫌われてストレスが溜まるくらいであれば、大事なところでは主張しつつ人に嫌われずに生活できるほうが良いと思いませんか？

正しいストレス解消法

05

よくあるストレス解消法

感情を出さない

より良いストレス解消法

感情を出してもいい

何だか近年の世の中の風潮を見ていると、感情を出すことは悪いことのように捉えられていると感じることがあります。

メンタルの不安定な人は感情が出やすく、メンタルの安定している人は感情に振り回されずいつでも冷静でいる、というイメージが広がっているようです。

しかし、感情を出すのはそんなにいけないことなのでしょうか？

たしかに感情に振り回されて周りが見えなくなったり、対人関係のトラブルに陥ったりするのは避けたいところです。ただ、それは感情を出した結果の行動で起こったこと。つまり、**感情が起点となってその後何らかの行動を起こし、その行動がマイナスの状況につながっているので、感情そのものがマイナスだとはいえません。**

例えば「嫌なことがあって怒りの感情が湧き、ものを投げて壊してしまった」という状況を考えてみましょう。

ものを投げて壊す、というのは望ましくない結果といえますが、その前の怒りの感情が出ること自体は悪いこととはいえません。

感情自体が悪いのではなく、それに振り回されてコントロールできなくなったときに悪いことが起きるのです。

そもそも感情を出してはいけない、というのは非常に難しいことです。感情を出さないということは、楽しいことがあっても笑わない、つらいことが起きても悲しまない、嫌なことがあっても怒らない、ということ。

感情は生物学的にも本能といえるものなので、それを元から抑えるのは困難だといえます。だから「感情を出さない」ではなく、「感情を出してもいいけれどマイナスな行動につながらないようにする」と意識すると良いでしょう。

精神科でもよく使われる「アンガーマネジメント」という手法がありますが、これは怒らない技術ではなく、怒った後に早めに冷静になるための技術です。

代表的な対策として「6秒数える」や「深呼吸をする」などがあります。怒ってしまうことは仕方ないとしても、その感情が別の方向に向かってしまわないようにコントロールするのがアンガーマネジメントの本質です。

だから感情を出さないことが大切なのではなくて、感情によって自分を見失わないことが大切なのです。**むしろストレス解消の点から考えたら感情を出したほうが良いともいえます。**

笑いたいときにお笑い番組を見て思いっきり笑う、泣きたいときに泣ける映画を観て思いっきり泣く。これらは立派なストレス解消法です。人やものに当たったりしなければ怒りたいときに怒るのもちゃんとストレス解消になります。

むしろ感情を発散せずにいることのほうがストレスになる可能性があるため、みなさんは「感情を出してはいけない」という意見は聞き流して、自分の感情と上手に付き合えるようになりましょう。

正しいストレス解消法

06

よくあるストレス解消法

嫌なことは忘れる

より良いストレス解消法

忘れようとは考えない

誰にでも、生きていて嫌だったことやショックだったこと、傷ついたことがあるはずです。後からそれを思い出して、また落ち込むこともあるでしょう。

そして、「こんなこと考えていちゃダメだ。忘れよう」と思考を切り替えようとしてもなかなか頭から離れない……というところまで含めて、共感する人は多いのではないでしょうか。

どうしても人は「嫌なことは考えないようにしよう」と思ってしまいがちですが、これは逆効果であるという研究結果が出ています。

アメリカの心理学者であるダニエル・ウェグナーは「**何かを考えないように努力すればするほど、かえってそのことが頭から離れなくなる**」という現象を提唱し「皮肉過程理論」と名づけました。

その根拠となる実験が「シロクマ実験」です。

シロクマ実験ではA、B、Cの三つのグループにシロクマの映像を見せた後、それぞれのグループに次のような指示をしました。

グループAには「シロクマのことを覚えておくように」と言い、グループBには

「シロクマのことを考えても考えなくてもいい」と言い、グループCには「シロクマのことだけは絶対に考えないように」と言いました。期間を置いて調査したところ、最も映像を鮮明に覚えていたのは、なんとグループCの人たちだったのです。

つまり「考えるな」と言われたほうが、より記憶に残りやすいということ。普段から自分に「考えちゃダメ」「忘れよう」と言い聞かせている人は、自分自身でマイナスな記憶の強化をしている可能性が高いのです。

例えば失恋後に「あの人のことは忘れよう」と考えてもなかなか忘れられなかったり、「禁煙のためにタバコのことは考えないようにしよう」と思っても逆に吸いたくなったりするのも皮肉過程理論といえます。

これらの例からもわかるように、嫌なことやショックなことは無理に忘れようとしなくても良いということです。

忘れようとしてはいけないのなら、どう気持ちを切り替えれば良いのかというと、「別のことを考える」、もしくは「別の行動に集中する」のです。

人間は基本的に二つ以上のことを同時に考えることはできません。だから嫌な気持ちが浮かび上がってきた場合、それを忘れようとするのではなく別のことを考えるようにしてみてください。

ただ、急に考えを切り替えるのは難しいですし、すでにお話ししたように、楽しいことを思い出すことがマイナスに働く可能性もあります。その場合は、簡単にできる作業などに着手するのが良いでしょう。部屋の掃除や片づけ、散歩、瞑想など何でも良いです。その作業だけに集中できることを探しましょう。

ただ、何かするにしても「ながら」は禁物です。基本的には一つの動作をしているときはそれに極力意識を向ける。例えば掃除をするにしてもちゃんとゴミは取れているだろうか、汚いところは残ってないか、などに着目しながら進めるようにしましょう。

人間は二つ以上のことを同時に考えられないため、掃除をしながら食事の献立を考えたりすると、どちらも中途半端で、別の思考が入り込む隙ができてしまいます。

悩んだり、落ち込んだりしたときは、そのときにできる作業に一点集中！　これが気分の改善に役立ちます。

正しいストレス解消法 07

よくあるストレス解消法

何でもポジティブに考える

より良いストレス解消法

ポジティブの使い所を考える

「何事もポジティブに考えたほうが人生は幸せだ」

「ネガティブに考えることはやめよう」

みなさんも一度はこんな言葉を耳にしたことがあるでしょう。

たしかに何事もポジティブに考えられたほうが気持ちは楽でしょうし、嫌な思いをすることも少なくなりそうです。普段からネガティブに考えがちな人はポジティブな性格の人をうらやましく感じることもあるでしょう。

そんなふうに、ポジティブでいると良いことしかない印象がありますが、果たして本当でしょうか？

私はポジティブなことのデメリットも理解しておく必要があると考えています。


特にポジティブ思考で気をつけないといけないのは、目標ができたときと、失敗をしたときです。

まず目標ができたとき。誰でも人生の中で達成したい目標が見つかるタイミングがあると思います。例えば、受験勉強を例に考えてみましょう。もちろん志望校に受かるためには試験に向けて適切な努力を続けないといけませんが、ポジティブ思考が強すぎるとどうなるでしょうか？　そう、「きっと大丈夫」「何とかなる」と楽観的に考えて、適切な努力に結びつかない場合があります。だからこそ、目標達成のためには適度な不安や焦りが必要なのです。

「問題の傾向が変わったらどうしよう」「苦手な問題が出たらどうしよう」といった感情が＋αの勉強につながるからこそ、目標達成に近づきやすいのです。

仕事やプライベートでも同じように、適度な緊張感を持つことがモチベーションや効率化につながるので、それをポジティブで覆い隠してしまうのはもったいないことです。

また、何かに失敗したタイミングも、ポジティブ思考は危険な場合があります。極端なポジティブ思考の場合、何かを失敗したときにも「ま、気にしなくていいかな」と考えてしまいがちですが、これは危険なポジティブ思考です。

本来のポジティブ思考は、何か失敗してしまったときもその理由を考え、反省し、同じことを繰り返さないように前向きに考えることです。**失敗から目を逸らすのではなく、一度は受け止めて、いつまでもくよくよしないことが真のポジティブ思考とい**

えます。

ポジティブ＝失敗を気にしないことだと勘違いしてしまうと、同じミスを繰り返したり、知らず知らずのうちに周りに迷惑をかけたりすることにつながるため、注意しましょう。

ただ、極端にポジティブな思考になると、目標を達成できなくても、失敗を繰り返しても「それでも幸せ」と考えられるでしょう。それも悪くはないかもしれませんが、そこまで楽観的になると、現状を超えて成長するのは難しく、周りからは無責任だと思われてしまいます。

みなさんは自分を成長させたい意欲があり、周りともうまくやっていきたいと思っていて、だからこの本も手に取ってくれたのだと信じています。ポジティブ神話に囚われず、ポジティブの使い所を間違えないようにしていきましょう。

正しいストレス解消法

08

よくあるストレス解消法

愚痴を言わない

より良いストレス解消法

ほどほどに愚痴る

みなさんは「愚痴」に対して、どのような印象を持っていますか？
「愚痴を言っても根本的な解決にはならないのだから無駄」という人もいれば、「同僚と飲みに行くと、つい上司の愚痴大会になってしまう」という人もいると思います。

愚痴を言う、言わないはその人の性格や考え方も関係しますが、何よりも周りの環境によるところが大きいでしょう。周りの物事や人に対して不満のある人や、現状に納得がいかない人のほうが愚痴は多くなりやすいものです。

世間的にも賛否両論のある愚痴ですが、ストレス解消の面から見ると愚痴を吐くことも、ときには必要だといえます。

誰しも予想外の出来事や、他人の言動でストレスが溜まったことはあるでしょう。例えば理不尽なことで怒られたり、急に仕事を振られたりしたときは、もやっとしますよね。

このような予想外のストレスが蓄積した際に、それを手早く解消する方法として、愚痴は有効でもあります。

「愚痴」という言葉の響きがあまり印象良くありませんが、愚痴を「自分の気持ちを吐き出す」と言い換えるとどうでしょう?

「自分の気持ちを吐き出さないほうがいい」と言われると、むしろ自分の気持ちを吐き出す場を奪われ、余計にストレスが溜まりそうですよね?

とある調査で、いわゆる主婦同士が集まって行う「井戸端会議」の効果を調べたところ、なんと9割を超える主婦が「井戸端会議によって気分転換やストレス解消がはかれる」と解答したそうです。

井戸端会議も愚痴と同様に気持ちを吐き出す方法なので、愚痴を言うこともストレス解消になるということです。

愚痴自体では何も状況は変わらないし、本質的な解決になっていないのかもしれませんが、それでも愚痴によってストレスが緩和されているとしたら完全否定はできません。

また、心理学的な面からいわれているのは、女性のほうが女性同士で悩みを共有しやすく、男性よりもストレスの発散が上手だということです。たしかに井戸端会議もそうですが、女性のほうが女子会などで集まる機会が多いように感じます。

愚痴や悩みを互いに話すことが直接的な解決にはならなくても、思考の整理や気持ちの発散につながっているのです。 逆に男性は、日常的に愚痴や悩みを溜め込みやすいので、意識的に自分の気持ちを発散するところを見つけておいたほうが良いでしょう。そう思うと、仕事帰りのサラリーマンが行きつけのスナックに通う、というのも納得感があります。

ただ、気をつけてほしいのは、タイトルにあるとおり〝ほどほどに〟愚痴る、ということです。

愚痴を言うはずが、悪口大会になってしまったり、毎日愚痴ばかりになったりしないように気をつけましょう。エスカレートしすぎると、自分のネガティブな気持ちを増幅させてしまい、愚痴を聞く側を疲弊させてしまうことにもつながります。

あくまで愚痴はほどほどに。また愚痴を言うときは「今日はちょっと愚痴ってもいい？」と相手に伝えてから話すようにしましょう。愚痴をずっと聞いているのが大変なのは、自分も相手も変わらないですからね。

正しいストレス解消法

09

よくあるストレス解消法

○○だったらどうするか、と考える

より良いストレス解消法

自分の考え方を変える

何かに悩んだときに、「もし○○（別の人）だったらどうするか考えてみる」という方法があります。

○○に該当するのは、偉人や有名人であったり、自分の身近な人であったり、さまざまです。例えば、仕事の重大な決断で迷ったときに尊敬する上司だったらどう判断するか、と考えてみたり、進路を決められないときは自分の家族だったら何て声をかけてくれるだろう、と考えてみたりします。そうすると、自分では思いつかなかったアイデアが浮かんできたりするものです。

このように何か決断を下すとき、迷いを払拭したいときには、ほかの誰かの考え方を拝借するのは有効な方法でしょう。

ただ、悩んだときや落ち込んでいるときに同様のことをするのはすすめられません。なぜなら、**メンタルが落ちているときに別の人の考え方を取り入れても、大きな効果は得られない**からです。

例えば、嫌なことがあって落ち込んでいるときに「いつもポジティブな○○さんだったらどう考えるかな」と想像してみたとします。

そのときに出る結論は「○○さんだったらきっと傷つかないだろうな」ということだけです。そう考えてしまうと、自分のメンタルを安定させるのではなく、むしろ他人と比較して余計に落ち込んでしまう可能性すらあります。

このように何か悩みを抱えているときに、他人の考え方を取り入れてもあまり効果はありません。なぜなら悩みは主観的なものであり、その感じ方を他人と比較することはできないからです。

それに近いもので、よくありがちな間違ったアドバイスが「そんなこと気にするほどのことじゃないよ」というものです。

このアドバイスは発言者の主観が元になって判断しているということに気づきましたか？

「気にするほどのことじゃない」と考えているのは、あくまでアドバイスした側であって、相談者側からすれば「大したこと」「気になること」だから相談しているわけです。

このように、**同じ出来事であっても人によって感じ方はさまざまなので、同じ悩み**

に対して別の人の考え方をそのまま取り入れることに意味はありません。

それよりも大切なのは誰かと比べることではなく、悩んだときに「ほかにこういう考え方はできないかな？」と自分自身で思考の修正を試みることです。

何かショックなことや腹の立つことが起きたときにも「ショックだけどまぁこういうことも起こるよな」と考えたり、「ムカついたけど相手にも何か嫌なことがあったのかもな」と考えたりしてみましょう。

自分の中で思考を修正し、少しでも起こった出来事に対して精神的ダメージを減らす方向に考え方を転換できれば、自分自身の心を成長させられることでしょう。

正しいストレス解消法

10

よくあるストレス解消法

何もせずぼーっとする

より良いストレス解消法

意識的に一つのことに集中する

みなさんも毎日仕事に、学校に、家事にと、忙しく過ごしているのだと思います。仕事や学校が忙しいと、帰宅後や休日の時間に疲れを取るため、「今日は家で何もせずぼーっとしよう」と考える人も多いのではないでしょうか。

しかし、この「何もせずにぼーっとする」という時間は最高のリラックス法のようで、実は「疲れを取る」という点から考えるとあまりおすすめできません。というのも、**ぼーっとしている時間、体はエネルギーを使わずに済みますが、脳は休まらない状況に陥りやすい**からです。

最近の研究では、何もせずぼーっとしている状態のときは、デフォルト・モード・ネットワーク（Default Mode Network＝ＤＭＮ）という神経回路が活発化し、むしろ脳が疲れやすくなると考えられています。

ＤＭＮは自動車でいうアイドリングにたとえられていて、完全にエンジンが切れているわけではなくいつでも動き出す準備ができている状態。エンジンはかかったままなので、ＤＭＮが活性化しているときは、脳の60〜80％のエネルギーが使用されているともいわれています。

ＤＭＮが活性化していると、一切稼働していないときよりも脳が迅速に反応できるため、危機管理や新しいアイデアを生み出すのには効果的だと考えられています。

また、ＤＭＮは体のリラックスや記憶の整理にも効果があるため、必ずしも悪いものとはいえません。しかし、その分脳のエネルギーは使われているので、「体は休まっているけれど脳の疲れは取れない」という状態に陥りやすいのです。

みなさんも、休日に何もせずゴロゴロと過ごしていたのに、何となく疲れが取れた感覚がしない、という経験はありませんか？　これは何もせずにいることでＤＭＮが活性化し、脳が疲労して疲れも取れない、という現象が起こっていると考えられます。

また、**ＤＭＮが活性化していると、さまざまなアイデアが入ってくる反面、余計な情報が生み出されるリスクもあります。**何もしないでいると、どうでもいいことを考えてしまったり、不安が強まったりすることもあるでしょう。これもまさにＤＭＮの弊害といえます。

特に嫌なことが起こった後やストレスが溜まっているときには、ＤＭＮによってマイナスの思考が強まる可能性が高くなります。そんなときは、ぼーっとするよりも何かに集中する時間を確保するようにしましょう。

そのため私も精神科の診察のときには、うつ病で休職が必要な人にも家でぼーっとしたりゴロゴロしたりするのではなく、空き時間は散歩や軽い作業など何か集中できることに充てるよう指導しています。

DMNは悪者ではないので0にする必要はありません。ただ、知らないうちに疲れを溜めてしまわないよう、**今は何かに集中するとき、今は体を休めてあげるとき、など心と体の休息のタイミングを意識的に切り替えられるようになりましょう。**

正しいストレス解消法 11

よくあるストレス解消法

人と比較をしない

より良いストレス解消法

都合よく比較する

最近はＳＮＳの発展によってさまざまな人の私生活が見られるようになりました。それと同時に周りの人のキラキラした生活を見てうらやんだり、才能ある人の活躍を見て劣等感を覚えたりする機会も増えています。

こうして人と比べることは心にマイナスの影響を与える可能性が高いので、最近は「人と比較してはいけない」というアドバイスもよく聞くようになりました。

しかし、人と比べるのはそんなに悪いことなのでしょうか？

たしかに人と比べることで落ち込んだり、コンプレックスを強めたりする場合は避けたほうが良いでしょう。ただそれも、そのときの捉え方によってプラスにもなると考えます。

例えば周りの頑張っている人を見て「自分も頑張らなきゃ」と励まされたり、キラキラした生活を見て「自分もいつかはこういう生活をしたい」と思って努力をするモチベーションになったりするのであれば、人と比べることは決して悪いことだとは言いきれません。

そのため**人と比べるときは、自分のメンタルに悪影響を及ぼさないように「都合よく比べる」ことが大切だといえます。**

ただ、都合よく比べられるかどうかは、そのときの精神状態に大きく左右されます。気分が沈んでいるときは順風満帆そうな人を見るとどうしても悲観的に捉えてしまうものです。**思考を切り替える余裕がないときは、周囲のポジティブな情報をできるだけ取り入れないようにしましょう。**

精神状態に関係なく普段から人と比較してネガティブになりやすい場合は、むしろ考え方を修正するチャンスです。

悲観的な考えが浮かんできたときは「あ、またマイナスに考えてしまった。どうしたら考え方を切り替えられるだろう?」と一旦立ち止まって考えてみてください。

その都度考え方を修正できるようになれば、普段の自分の思考のクセが徐々に矯正されていきます。筋トレやストレッチと同じで繰り返すことで徐々に効果が出てくるので、これをぜひ習慣にしてみてください。

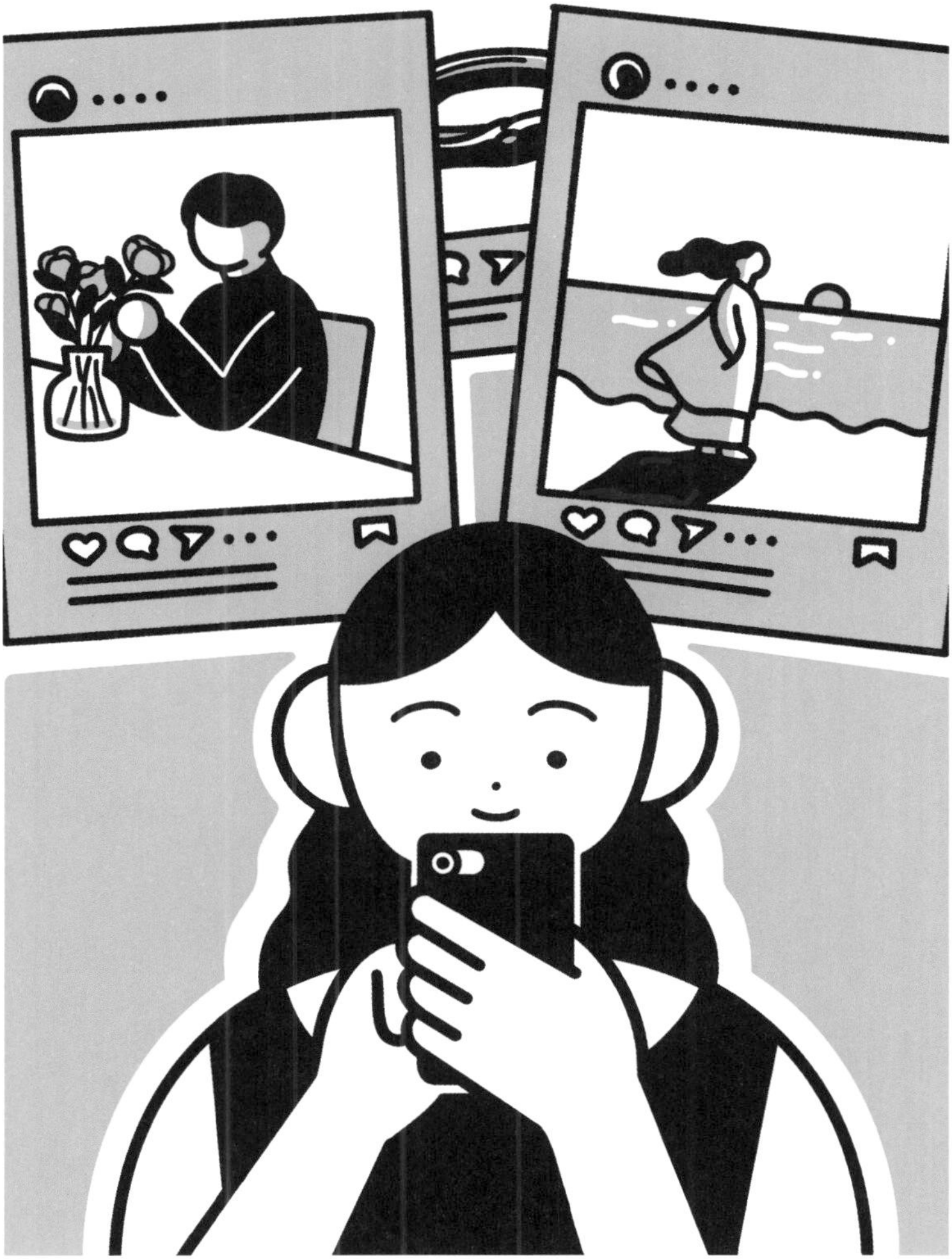

正しいストレス解消法

12

よくあるストレス解消法

苦手な人と距離を取る

より良いストレス解消法

苦手な理由を掘り下げる

あらかじめ注意をしておくと、この方法はすべての人に推奨できるものではありません。精神状態が落ち着いていて、成長したい気持ちの強い人にはすすめられる方法なので、それを理解したうえで読み進めてもらえると嬉しいです。

どんな人でも、苦手だと感じる相手はいると思います。それに対して、「苦手な人からは離れたほうが良い」「ストレスを感じる人とは接触を避けるべきだ」など、距離を取るアドバイスをよく聞きます。

大方この意見は正しいのですが、今回は少し発想を転換してみましょう。

みなさんも苦手な人と言われて思い浮かぶ人がいると思います。

では、**なぜその人が苦手なのかをよく考えたことはありますか？** 少し時間を取って考えてみてください。

生理的に無理、口調が荒いから嫌、自慢ばかりするから苦手、などさまざまな理由が出てきたと思います。今度はそれをさらに掘り下げて考えてみましょう。

なぜ生理的に無理なのか、なぜ口調が荒い人や自慢をする人が苦手なのか。

上司だから嫌なのか、もし同じ性格の別の人だったらどうか、どう変わったら嫌じゃなくなるか……。

おそらく、これまでこんなに苦手な人について考えたことはなかったと思います。それは多くの場合、苦手だと思って距離を取ろうとするので、相手のことを掘り下げて考える機会がほとんどないためです。

しかし、こうやって**苦手な相手のことを考えることは、実は自分の分析にもつながります**。自分がどうして苦手と感じるのか、という情報があらかじめインプットされていれば今後の生活の対策にもなるのです。

苦手科目でたとえてみましょう。苦手科目も苦手意識があるからそもそも接触時間が短くて苦手を克服するに至らない、というケースがよくあります。

しかし苦手な理由を分析し、それを少しずつ潰す努力をすると苦手科目ができるようになる、人によっては得意科目になる、という場合もありますよね。

私も中学生のときは英語が苦手でしたが、中学3年生のときにホームステイに行って、英語と触れる機会が増えたのをきっかけに英語と向き合うようになりました。その結果英語が好きになり、その後は得意科目にもなりました。

もちろん対人関係ではそんなにスムーズにいかないことも多いですが、**苦手意識というのは、掘り下げてみると先入観だったり直感だったりするので、実際に対策したり接触したりすることで克服できる場合もあります。**

だから苦手な人が相手でも克服するための試練の場や成長の糧として捉えられると、案外自分にとってプラスになる可能性があるのです。

それに、漠然と「苦手だ！」と思うより、「ここが苦手」とわかっていたほうが心も落ち着いて冷静に対処できませんか？

ただ冒頭で注意したように安定した精神状態と成長欲がないと実践するのは難しいので、そうでない人は苦手な相手がストレスにならないよう、距離を取る選択をしたほうが無難でしょう。

正しいストレス解消法

13

よくあるストレス解消法

人に期待しない

より良いストレス解消法

期待の仕方を変える

「人に期待しない」

これも最近よく耳にする、人間関係のアドバイスです。

つまり「人に期待しすぎるとその分ショックが大きい」「人間の怒りや悲しみの感情は無意識の期待によって引き起こされる」といった意味でいわれているようです。

たしかに世の中の出来事を紐解いてみると、期待によって感情が振り回されることが多いことに気づきます。例えば、待ち時間に遅れた相手に腹を立てるのは相手が待ち時間ちょうどに到着することを期待しているからで、恋人にそっけない態度を取られて悲しいのは相手に無意識に優しさを期待しているからだといえます。

どちらも前提となる期待がなければ、いざ不測の事態が発生したとしてもそれによるショックはいくらか和らぐでしょう。

では、期待は一切せずに生活したほうが良いかといえば、それはまた疑問です。

おそらくこの世から期待がなくなれば、たしかにショックな出来事やそれによる悲しみは減るかもしれません。

ただ、その分ワクワクした気分や嬉しい出来事もなくなるでしょう。だから期待することをやめるのではなく、期待の仕方を変えるべきなのです。

期待するときに大切なのは、相手に対して「こうしてほしい、こうあってほしい」と考えるのではなく、自分に対して「こうであったらいいな」と考えることです。

期待は相手に対して抱くのではなく、自分の見通しに対してするようにしましょう。

例えば、応援しているスポーツ選手がいて、その選手の活躍を期待していたとします。そして試合で選手が活躍できなかった場合に、その選手に矛先が向いてしまうのが相手に対する期待です。一方で自分を軸に考えた場合、期待は自分の見通しと捉えられるので、その選手が活躍できなかったとしても「自分の目算が外れてしまった」と考えられるようになります。

よくオリンピックやワールドカップで日本選手が結果を出せずに終わってしまったときに批判や誹謗中傷を浴びせる人がいますが、これこそが相手に対する期待です。あくまで期待を自分の見通しとして捉えている人であれば、バッシングはせず自分の問題だと考えられます。これは「まったく期待をしない」こととは異なるので注意してください。だから、期待はしても良いのです。

ただ、期待どおりにならなかったときに、相手を責めるのは違います。**期待をするのは自分の問題で、相手がその期待に沿えなかったとしてもそれはあくまで自分ごと。**次の見通しを修正するだけです。

その修正を繰り返すと、次第に相手に対する適正な見通しの幅がわかってきて、ショックを受けることもへっていくでしょう。

期待はハードルとも言い換えられるかもしれません。ハードルは高くても越えられないし、低くても越えたところで感動はありません。適正なハードルを設定し、それをぎりぎりで越えられるからこそ喜びは生まれます。

人によってそのハードルの高さは異なるので、それを設定するのは自分の問題。決して相手の問題ではありません。

そう考えると、「期待しないことが大切」というわけではないと気づくでしょう。

正しいストレス解消法

14

よくあるストレス解消法

人のせいにする

より良いストレス解消法

タイミングや運のせいにする

精神科では「他責的」と「自責的」という二つの相反した用語が使われます。「他責的」とは他人を責める、つまり何かあったときに人のせいにする傾向を指し、「自責的」とは自分を責める、つまり何かあったときに自分のせいにする傾向を指します。

精神疾患に関する研究でも判明しているのは、自責的なほどうつ病や不安障害などの精神疾患のリスクが高まるということです。たしかに仕事でミスをしてしまったときに「あぁ、なんて自分はダメなんだ……」「自分のせいでこんなことになってしまった」と自分を責め続けていると、気分も落ち込みやすく、自己肯定感も育ちません。

そのため私も、うつ病の患者さんを診察する際は「自分を責めないようにしましょう」と指導しています。

では、自責的な人は自分の精神的負担を軽減するために、他責的になったほうが良いのでしょうか。

他責的になると、同じような仕事のミスが起きたときに「ちゃんと教えてくれなかった上司が悪い」「自分は言われたことをやっただけで責任はない」などと考えます。

……どうやらこれも、あまり望ましい反応とはいえなそうです。

この例からもわかるように、他責的な人は何か問題があったときに自分ごとではなく他人の問題にしてしまいます。だから仕事でミスをしても反省には至らず、自身の成長にも活かせません。

また、他責的な人はコミュニティ内でトラブルを起こす傾向があります。みなさんも「自分は悪くない、悪いのは◯◯だ」と常に周りのせいにしている人に手を焼いた経験があるのではないでしょうか。

つまり、何か予想外のトラブルが起こったときに取るべき思考法は、自責でも他責でもない第三の道です。

それは、誰のせいでもなくタイミングや運のせいにすること。

この考え方は精神科の用語としての名前はついていませんが、この考え方であれば自分を責めて気持ちが落ち込むこともなければ、トラブルの犯人探しをすることもなくなります。

自分のせいや人のせいにするのではなく、それ以外のタイミングや運などのコントロールできないことに原因を転嫁するのです。そうすれば、誰の負荷にもならずトラブルにもならないでしょう。

ただ、もちろんミスやトラブルの原因が明らかに自分にあるときは、ちゃんと自分のミスを振り返るようにしましょう。自責はダメですが、自省は良いことです。自分を責めるだけだと気持ちが追い込まれるだけですが、自己を省みて同じミスを繰り返さないように対策を立てるのは、自分の成長にもつながります。

自責と自省の違いを理解し、前向きな自省を繰り返せるようになりましょう。

正しいストレス解消法

15

よくあるストレス解消法

嫌なことをされたら受け流す

より良いストレス解消法

NOを言う勇気を持つ

生きていると、嫌なことやショックなことも経験するでしょう。

それが偶発的に起きたことや、認識の違いなどで生じたことであれば仕方ない、と思えますが、中には意図的に嫌がらせをしてくる人もいます。

悪ふざけレベルのことが単発で起こったのであれば、そこまで気にせずにすぐに忘れるかもしれません。しかし、それが何度も続いたり、相手がまったく悪く思っていなかったりした場合は、ややもやするでしょう。

もしそのようなことが会社や学校で行われて、上司や友達に相談したときに「気にしすぎないほうがいいよ」「軽く受け流せばいいよ」と言われることも多いと思います。

でもそう言われて、「たしかにそうだな」と素直に思えますか？「気になるから相談しているのに……」と余計にもやもやするのではないでしょうか。

このように、**相手の行為が意図的かどうかにかかわらず不快に感じることが繰り返された場合、受け流す技術より、自分の口でしっかりNOと伝える勇気が必要です。**

例えば、セクハラ発言を繰り返してくる上司がいて、はじめのほうはそこまで気にしていなかったけれど、度重なることでどんどん嫌悪感が強まった、というケースはよくあります。

それはその上司が「これくらいの発言だったらこの子は何も言わない」と勘違いしてセクハラ発言が常習化してしまうことが原因だと考えられます。

つまりどこかでNOを言わないと上司の発言は改善されないし、場合によってはさらにエスカレートする危険性もあります。たしかに上司に直接言うのは抵抗があるかもしれません。ただ、このようなケースの場合は、相手が察してくれる可能性は非常に低いでしょう。

冗談として受け流すのではなく、自分の口から正直に「そのように言われるのは嫌だからやめてほしい」と伝えるのが最も正しい対策です。

それでも自分の口から直接伝えるのが難しい場合は、同じ会社の中でも信頼できる人に相談をしましょう。

その人に誤解されないようにしっかり嫌だという感情は伝え、はっきりと何とかしてほしいと伝えましょう。曖昧だと流される場合があるので、はっきりと伝えることが大切です。本当に自分の味方になってくれる人であれば、自分が不快に感じていることに共感を示して対策をしてくれるでしょう。

ただ、**もし自分で直接伝えても本人が変わらなかった場合、また信頼できる人に相談しても状況が改善しなかった場合は、相手や周りの環境に問題があると考えて良いです。**

不快な気持ちをずっと引きずって同じ場所に居続けるよりも、自分の心の健康を優先してその環境から離れるほうが長期的に見てプラスになるはずです。

だから嫌なことが続いた場合は「離れる」という選択肢も常に頭に入れておくようにしましょう。

正しいストレス解消法

16

よくあるストレス解消法

悩みと向き合う

より良いストレス解消法

「課題」と「解決できないこと」に分ける

悩みは尽きないものです。

健康、人間関係、仕事、お金、人生……。人によって悩みはさまざまですが、これまでまったく悩んだことがない、という人はさすがにいないでしょう。

もちろん悩むこと自体は悪いことではないのですが、その悩み方によって心への影響はプラスにもマイナスにも変わってしまいます。そこで、**悩みが出現したときにまず考えてほしいのは、その悩みが自分由来なのか、他人由来なのか、です。**

自分由来の悩みとは、自分に関係する何かが悩みの発生源となっているもの。例えば「太ってしまった」「やりたい仕事が決まらない」「貯金がなくて不安」などです。

一方の他人由来の悩みとは、他人によってもたらされる悩みで、「上司にパワハラをされてつらい」「恋人との関係がうまくいかない」「取引先の人とトラブルになった」など。つまり前者は人間関係以外、後者は人間関係の悩みともいえます。

もし抱えている悩みが自分由来だった場合、多くの場合は自分の行動次第で状況が改善する可能性があります。太ったことで悩んでいるのであればダイエットをして解消できますし、仕事やお金の問題も、転職や副業などを駆使すれば状況を好転できるかもしれません。

一方の人間関係の悩みは、自分だけの努力では改善できないことが多々あります。どんなに頑張っても好きな人が振り向いてくれないときはあるし、周りに相談しても上司のパワハラが改善しないこともあるでしょう。

悩みができたときに大切なのは、自分が行動して状況が良くなるかどうかを考えることです。 もちろん自分の行動で解決可能な他人由来の悩みもあるし、解決できない自分由来の悩みもあります。相手への接し方を変えたら人間関係が改善することもあれば、自分ではどうにもできない病に罹ることもあります。

解決できる悩みであれば、それに対して自分が何をすればいいかを考えましょう。そうすれば悩みはその時点で「課題」になり、解決のために動くだけです。

一方で、解決できない悩みは、いつまで考えても解決法が出ないので、悩んでいる時間自体がもったいないです。早めに悩みを手放して、思考の切り替えができないかを考えましょう。どれだけ頑張っても相手が振り向いてくれなければ潔く諦める、職場環境がいつまでも改善しなければ転職を考えるのです。

悩みグセがある人は、課題と捉えるか思考を転換するかを切り分けて考えるようにしましょう。すると悩むことも減り、やるべきことが見えてくるはずです。

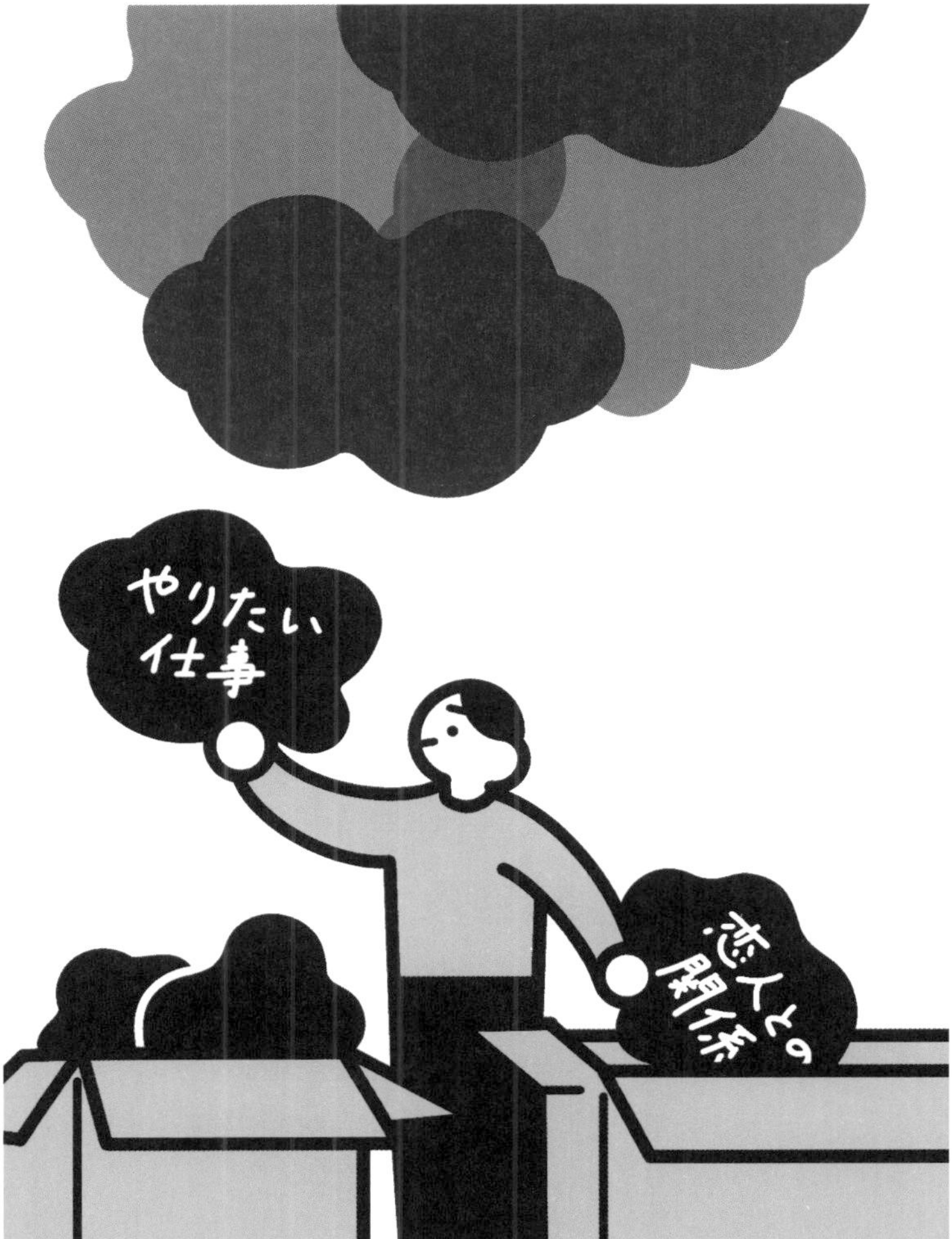
やりたい仕事
恋人との関係

正しいストレス解消法

17

よくあるストレス解消法

自分を変えようとする

より良いストレス解消法

行動や環境を変える

引っ込み思案、自信が持てない、ネガティブ思考、人見知り……。そんな自分を好きになれない、自分を何とかしたい、と思っている人も少なくないでしょう。

そんな人たちに対して「生まれ持った性格は簡単に変えられないから受け入れるのが大事」「短所は長所にもなるから、むしろ活かすことを考えよう」というアドバイスもよく目にします。このアドバイスの意味は、引っ込み思案やネガティブ思考だとしても、見方を変えれば慎重で、作業が丁寧など、プラスの点があるから無理に変える必要はないよ、ということです。

物事を見る枠組みを変えて違う視点で捉えることで、長所や利点として受け入れるようにしよう、という考え方は、心理学の用語では「リフレーミング」といわれています。たしかに悩みに関してリフレーミングが有効な場面は多いし、自分自身も患者さんにそのような指導を行うこともあります。

ただ、リフレーミングがうまくいかないときや本人が本気で自分の性格を変えたいと思っていることもあります。この場合はどうしたら良いでしょうか？

まず、性格を変えるのは容易ではありません。同窓会などに参加するとわかりますが、ほとんどの人の根本的な性格やキャラクターは幼いときと変わりません。

ただ、性格を変える方法がないわけではありません。**性格を変えるために最も大切なのは行動や環境を変えることです。**

そのうえで大切なポイントは二つあり、一つは自分に課題を課すこと、もう一つは自分がなりたい性格の人とできるだけ過ごすことです。

一つ目の課題を課すとは、性格を変えるために必要な行動を洗い出し、ひたすら反復練習をして体に馴染ませることです。例えば、人見知りを直したい人の課題の例としては、「初対面の人に自分から話しかける」などがあります。もちろん、一度自分から初対面の人に話しかけたくらいでは人見知りは直りません。ただこれを5回、10回と繰り返すとどうでしょう。おそらく徐々に話しかけるまでの時間が短縮し、ゆくゆくは緊張もなくなり、最終的には躊躇なく話しかけられるようになるでしょう。そうなったらもう人見知りは克服できたといえます。

「人見知りを直したい」と思っているだけでは決して克服できませんが、具体的な行動を繰り返して慣れることで確実に変わっていくことを実感できるのです。

もう一つのポイントは、自分がなりたい性格の人といること。人は周りの環境に大きく左右されます。生まれ持った性格は人それぞれでも、周りの環境によってその人の性格や行動が変わる例はよくあります。元々おとなしい性格なのに素行の悪い集団と仲良くなってから非行に走るようになった、勉強嫌いだったのに周りに真面目な人が多いから勉強習慣がついた、遊び人だったのが家庭を持ったら驚くほど落ち着いた、など思い当たる点もあるでしょう。

人格は幼い頃に形成されるイメージが強いと思いますが、**学生時代よりむしろ社会人のほうが自分で周りの環境をつくり上げやすいので、大人になってからも性格を変える余地はあるのです。**特に今はSNSやインターネットの発展でコミュニティを探してつながるのも簡単になりましたよね。それらも駆使して、なるべく自分が理想とする性格の人が周りにいるような環境に身を置きましょう。

「あなたは、最も一緒に過ごす時間の長い5人の友達の平均になる」という言葉を聞いたことはありますか？　そのくらい周囲の環境の影響は大きいものです。自分を変えたいと思う人は、そう願うだけではなく、本気で行動や環境を変えたら実現できることを覚えておいてください。

第4章

正しいストレス解消法

～行動編～

I thought eating cake, going to the gym,
and watching movies would make me feel better.

正しいストレス解消法

18

よくあるストレス解消法

いろいろな人に会う

より良いストレス解消法

親しい人の周りとつながる

人間は社会的な生き物なので、誰かと接することなしに生きていけません。そして多様性が叫ばれる今の世の中では、できるだけ多くの人と接することも大切です。特定の人とだけ接していると、視野も狭まり、新たな考えを知る機会も減ってしまうでしょう。

いろいろな人と会うことで視野は広がり、またコミュニケーション能力を高めることもできます。そのため私も、患者さんには特定のコミュニティに限らず、幅広い人と会うことをすすめています。

ただ、かといって誰彼構わず会うことを推奨しているわけではありません。というのも、世の中には本当に多種多様な人がいるので、相手によっては自分にマイナスの影響を与えることがあるからです。

基本的には性善説を信じたいと願っていますが、そうはいっても中には意図的に攻撃してくる人や、ネガティブな価値観を植えつけてくる人も存在します。付き合う相手の人数を増やしすぎると、どうしてもそういった人に出会うリスクは高くなってしまうものです。

たまに「人脈や人付き合いを増やしたい！」と息巻いて謎の交流会やセミナーなどにガンガン参加する人もいますが、怪しい人に騙されたり、悪徳な商売に加担させられたりすることも珍しくありません。

人付き合いを増やすために大切なのは、自分の信用している人の周りとのつながりを広げていくことです。

まったく知らない人たちの輪に入るのはかなり勇気がいることですが、信頼している人の周りであれば少しハードルも下がるでしょう。

基本的には誰でも自分と趣味や話が合う人と仲良くなりやすいので、必然的に周りには自分と似た特性の人が集まる傾向があります。周りの人たちが信用できるのであれば、そこからつながった人も大体は信用できる人であり、自分と似ている部分も見つけられるはずです。

もし自分と合わない、少し苦手かもしれないと思ったとしても、自然と接する回数が減ってくるはずなので深い関係にはならないでしょう。

そうしたらまた別の方面で交流関係を形成していけば、人とのつながりも増え、マイナスの影響を与える人との交流も避けられます。

人付き合いで大切なのは、極端に付き合う関係を狭めずに、マイナスな影響のある人とはできるだけ接触しないことです。ただ、中にはもちろん信用していたはずの人から裏切られる、後になって第一印象と全然違う人だとわかる、など避けられない人間関係のトラブルもあります。

そういうときはただ落ち込むのではなく、自分を責めるわけでもなく、「人を見る目がなかったな」と反省し、次の人間関係の構築に活かすようにしましょう。

正しいストレス解消法

19

よくあるストレス解消法

気持ちを書き出す

より良いストレス解消法

気持ちと思考をセットで書き出す

メンタルを安定させる方法として、「気持ちを書き出す」というものがあります。

たしかに、嫌なことや腹の立つことがあったときに、感情的になってそのまま終わるのではなく、それを書き出すことは気分を安定させるのに役立ちます。

これは、感情を客観視できるようになるためです。悲しみや怒りの感情は脳の大脳辺縁系という部分が関わっていますが、書き出すことによって脳の前頭前野という部分に切り替わり、感情を俯瞰して見ることができます。

ただ、気持ちを書き出すといっても、闇雲に書き出して終わりにしてしまうのはもったいないことです。例えば、何か嫌なことがあった後にただ気持ちを書き出すだけでは、「受け止めてくれる相手がいない愚痴」と同様になってしまいます。

気持ちを落ち着かせるには、もっと効果的な方法があります。

それは、**気持ちを書き出すときに「なぜそう感じたか」という、その感情に至った「思考」とセットで書くこと**です。

例えば、友達に嫌味を言われてムカついた、という出来事があったとします。その場合、ただムカついた、と書くだけではなく「なぜムカついたのか」と、そのときの思考を後から振り返って書き出します。例えば「言い方が気に食わなかったから」「わざわざ言わなくてもいいことを言われたから」などです。

この思考の過程を書き出すことがなぜ大事なのかというと、**気持ちや感情は瞬間的なものですが、それに理由づけをすると、出来事を一歩引いて客観的に捉えられるようになる**からです。

この工程の後に、そのときムカついたことを改めて考えてみると、「そんなに腹を立てるようなことではなかったな」「露骨に嫌な顔をする必要はなかった」などと振り返れるようになります。

ただ「ムカついた」という気持ちをそのまま放置しておくと、それはムカついた記憶のまま終わってしまいますが、この作業によって「そこまでムカつく必要のなかった」出来事に変わります。

みなさんも、最近あったイライラしたことや、もやもやしたことを思い出してみてください。その理由まで考えてみると、少し見方が変わってきませんか？

この作業を続けていると、これまで反射的に腹を立てていた出来事に対しても耐性がつき、ちょっとしたことでは怒らないようになっていきます。つまり、ストレスが溜まりにくくなるのです。

もちろんこれは怒りだけではなく、悲しみや不安などネガティブな気持ちを緩和するのにも役立ちます。だから何かが起こって気持ちがマイナスに振れたときには、少し間を空けてからその出来事を振り返り、そのときの気持ちとそこに至った思考を同時に書き出してみましょう。

少ししてそのメモを見返したときに、「自分ってこんなことで感情的になっていたんだ」と考えられたらあなたの心が成長した証です。

ぜひ、「感情」と「思考」を意識したうえで実践してみてください。

正しいストレス解消法

20

よくあるストレス解消法

誰かに相談する

より良いストレス解消法

信頼できる人に相談する

「愚痴はほどほどに言ってもいい」（82ページ参照）とお話ししたように、話を聞いてもらうことはストレス解消法として有効です。誰かに話すことは、自分の気分を和らげることと、思考の整理に役立ちます。

ただ注意しなければいけないのは、相談する相手の選び方です。

カウンセリングを受けた経験がある人にはわかると思いますが、カウンセラーは基本的に相手の話を遮らず、否定をせずに相手が一呼吸置くタイミングまで話を受け止めます。そのうえで深掘りしたい点について、「どうしてそのように感じたのですか？」や「なぜそう思ったのですか？」などの質問を投げかけて、その人の思考の整理を手助けします。

また、カウンセリングでは、基本的に本人が希望しなければカウンセラーからアドバイスはしません。あくまで本人の決断の手助けをするのがカウンセラーの仕事だと考えてください。

もちろんカウンセラーのように聞くプロに話せたら良いのですが、おそらく日常的には友人や家族など身近な人に相談する場合が多いでしょう。

誰しもがカウンセラーのように上手に話を聞くことはできないにしても、気分を和らげる、思考の整理になるというメリットはあります。一方で、話す相手を間違えてしまうとマイナスな影響を受ける可能性もあります。

特に注意すべきなのが、話を遮る人、気持ちを否定する人、主観的なアドバイスをする人、決めつけて話す人です。

話を遮る人は、相手が話していようとすぐに何か言おうとする、特に自分の話をするのが大好きな人に多いです。こういう人は、そもそも話を聞くのに向いていないので相談相手としてはおすすめできません。

また気持ちを否定する人にも要注意です。何かが起こった際に自分がどう感じたか、というのは自分の感覚であって、人がどうこう言うことではありません。それなのに「そんなにショックを受けるほどのことじゃない」など感情を否定する人がいます。

そういう人と話をしても、気持ちが和らぐどころか、自分を責められた気持ちにもなるので相談するのはやめましょう。

主観的なアドバイスをする人も同様です。相手の立場に立っていないアドバイスは非現実的ですし、実行するのは難しいでしょう。

決めつけて話す人も主観的なアドバイスをする人と近いところがあり、物事を広い視野で捉えられない人だといえます。頑固だったり意見を曲げないタイプだったりすることが多いので、話している側が疲弊してしまう可能性があります。

大切なのは「あなたはどうしたいのか」を尊重してくれるかどうかです。

友人や家族など親しい人であっても、相談に向いているかは別問題。あくまで相談相手として適切かを冷静に判断するようにしましょう。

この判断がつくようになると、ストレスが溜まったときにも「あの人に話そう」と自然と顔が浮かぶようになり、抱え込む前に人に話す習慣にもなっていくでしょう。

正しいストレス解消法

21

よくあるストレス解消法

寝られるだけ寝る

より良いストレス解消法

睡眠の質とリズムを大切にする

睡眠は好きですか？　私は大好きです。

広く暖かいベッドで、ゆっくり時間を気にせずに眠っていられたら、何より幸せなんだろうなぁ、と考えるときもあります。

ただ、現実はそうはいきません。


仕事やプライベートの予定に追われ、気づいたら夜も更けている。明日も早く起きて仕事に行かないといけない。やっと布団に入っても、今日の日中にしてしまったミスが頭から離れなくてなかなか寝つけない。

そんな日が続き、不眠から仕事にもあまり集中できなかったけれど、何とか1週間の仕事をやりきって、明日は待ちに待った休日！　特に予定もないから今日こそ寝られるだけ寝るぞ！　と考えて気合いを入れて眠りにつくと、起きたらすでに夕方の4時。外も少し暗くなっていて、お腹も空いてるけど食材がない。外に買いに出るのもめんどくさい。あぁ、もう明日は仕事か。どうしよう、寝すぎたせいでまったく眠れない……。

こんな経験はありませんか？　はい、私にはあります。

睡眠には免疫機能の向上、気分の安定、記憶の整理、疲労の改善など多くの効果があり、睡眠の重要性は強調してもしきれません。

かといって先ほどのように、睡眠時間が確保できたら寝られるだけ寝る、という睡眠はやめましょう。


睡眠で重要なのは質とリズムです。質については今さら語ることでもないですが、浅い睡眠を長く取るよりも短くてもしっかり熟睡感を得ることが大切です。

基本的に熟睡感を得られる平均的な睡眠時間が7~8時間といわれているため、それを基準にして、後は自分の体質によって増減するのが良いでしょう。

睡眠時間は短くても長くても体にはマイナスに働きます。だから眠れるときにたくさん眠ることはほとんどメリットがありません。それに人間は体の機能上「寝溜め」はできないので、1日たくさん寝てもそれまでに蓄積した疲労を改善する効果も薄いことを知っておきましょう。

そして日々の疲れをしっかり取るために大事になるのが睡眠リズムです。同じ時間に寝て同じ時間に起きる、というリズムがつくれるのが理想ではありますが、仕事やプライベートの都合もあり、ずっと一定の睡眠時間を確保するのは難しいと思うので、できれば**起床時間だけは一定にするようにしましょう。**

寝る時間が遅くなっても起床時間を一定にして、次の日になるべく早く眠るようにする。できる限り1~2日の間で睡眠リズムを修正できることが理想です。

わかっていてもなかなか実践できないこともあると思います。ただ、本気で実践して安定した睡眠が確保できると、普段の気分や日中のパフォーマンスは必ず変わります。寝不足の日は仕事が捗らないのはもちろん、いつも以上にイライラしたり、心に余裕が持てなかったりしますよね。それほど睡眠の影響は大きいのです。

休日に寝溜めするような生活に心当たりがある人は、まずは1週間くらい睡眠の質とリズムを意識して過ごしてみましょう。

正しいストレス解消法

22

よくあるストレス解消法

ストレスの分だけお酒を飲む

より良いストレス解消法

楽しいときにお酒を飲む

「よーし！　今日も仕事を頑張った。パーッと飲むか！」

こういうシーンをアニメやドラマでよく目にしますよね。

実際にみなさんの中にもストレス発散のためにお酒をたくさん飲むという人もいるはずです。たしかに、お酒を飲むと頭がふわふわして、嫌なことを忘れられたり寝つきが良くなってすぐに眠れたりするので、ストレス解消に効果的に見えますよね。

しかし、実は「お酒を飲む」ストレス解消法はマイナスの点のほうが多いのです。

お酒を飲んで酩酊すると、思考や判断力が鈍くなるので、一見悩んでいることを忘れられたように思えますが、それはあくまで一時的なものです。お酒が抜けてシラフになったときに改めて現実と直面して余計に落ち込む、ということが起こります。**酔っているときはあくまで感覚が鈍っているだけで、本来の感情が失われているわけではありません。**

だからこそ危険なのが「飲んでいるときだったら忘れられる」と考えて、できる限りアルコールを摂取し続けようとしてしまうことです。

そうなると、アルコール依存症まっしぐらです。特に一人で飲む習慣があり、嫌なことがあったときほど飲酒量が増える人は要注意です。

マイナスを緩和するための飲酒は依存につながりやすいですし、一人で飲んでいると飲酒量に気づいて注意してくれる人がいないので、知らずに量が増えていってしまいます。

あくまでもお酒は、楽しいことをより楽しく感じるためのツールとして使うようにしましょう。ただ、楽しむためのお酒でも量が増えすぎると二日酔いを引き起こしたり、身体疾患の原因になったりします。

楽しく夜を過ごしていたのに、途中から記憶をなくして失態を演じた、二日酔いがひどすぎて何もやる気が起きない、となったら本末転倒です。

大量飲酒によって膵炎や急性アルコール中毒になるリスクもあるため、あくまでお酒とはほどほどに付き合うようにしましょう。

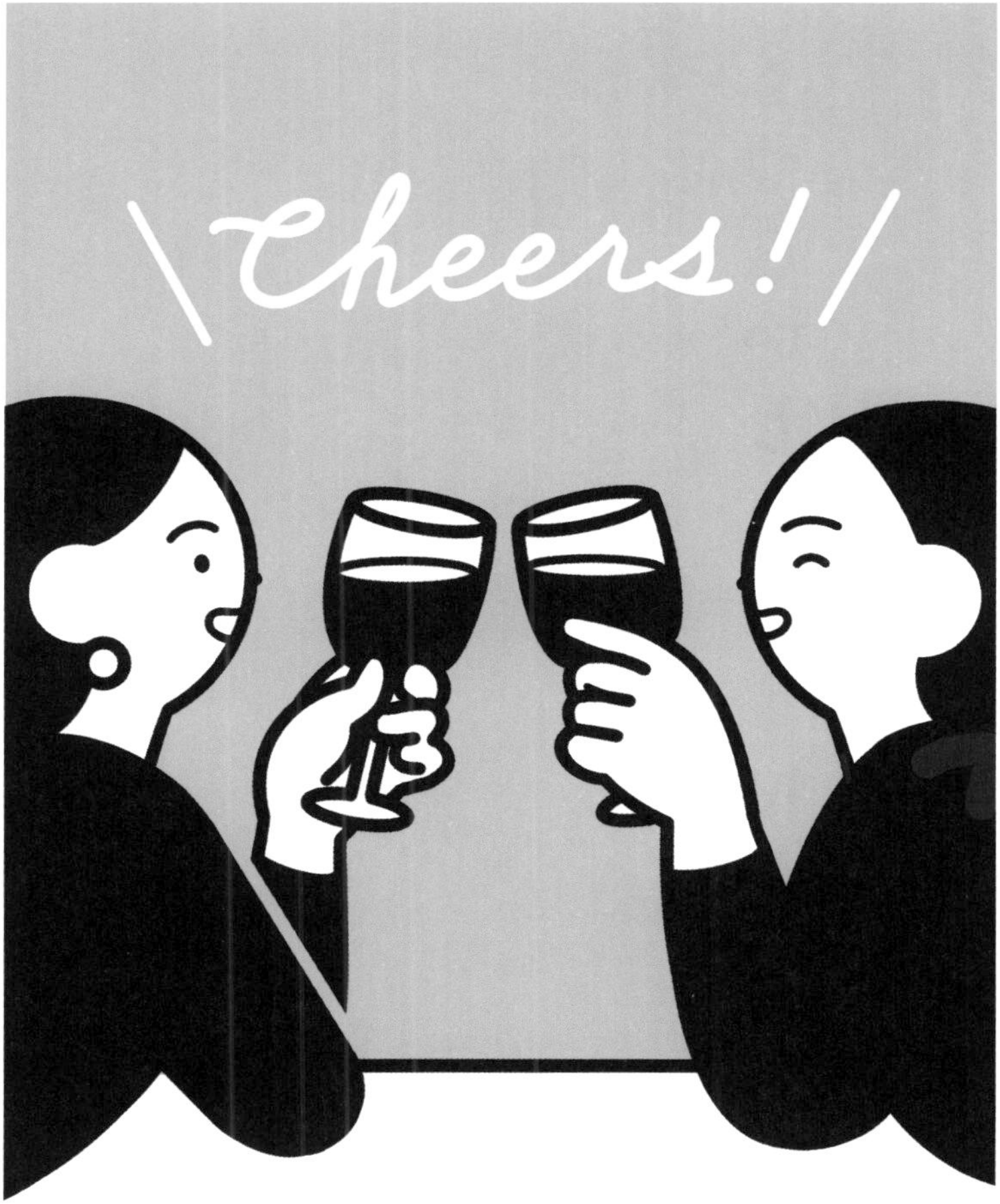
Cheers!

正しいストレス解消法

23

よくあるストレス解消法

SNSでつらい気持ちを吐き出す

より良いストレス解消法

つらいときはSNS離れ

今やすっかりSNSは、なくてはならないものになりました。自分で発信していなくても、何かを調べたり好きなインフルエンサーをチェックしたりするのにSNSを使っている、という人は多いと思います。

SNSが一般的なものになるのと同時に、SNSに関連した問題やトラブルもよく見るようになりました。ただ、私自身もSNSを使って活動しているからわかりますが、適切にSNSを使えば得られるメリットはたくさんあります。

もちろんストレス解消法としても有効です。SNSを上手に活用することで精神状態にプラスに働く方法はいくつかあります。

例えば、信用できる精神科医や心理士の役立つ情報を参考にする、癒しになる動物の画像を見る、気分が安定するような文章を読む、動画を観て一緒に瞑想を実践するなど、心の安定に役立てることもできます。

一方で、気をつけたほうがいいのは自身で発信をする場合です。

自ら発信をすることで同じ悩みを持つ人と出会えたり、応援メッセージを得られたりするなどのメリットもあります。ただ、SNSの場合は、不特定多数の人が利用しているため、必ずしも自分の望むような反応が返ってこない可能性があることは理解しておきましょう。

自分自身がつらい気持ちになったときにそれをＳＮＳに吐き出したとして、多くの人が善意で受け取ってくれたら良いのですが、中にはあえてあなたを傷つけようとしてくる人もいます。

もちろん、最近は暴言や誹謗中傷への風当たりがより強くなってはいますが、相手が意図的に傷つけようとしていなくても、傷つく発言を目の当たりにする、思いもよらないことでショックを受ける、ということもあります。

相手に悪意がなくても傷つけられてしまうことは、ＳＮＳに限らずありますよね。

特に、自分の気持ちが沈んでいるときは、ちょっとしたことで傷つきやすかったり、考える必要がないことを考えたりしがちです。そのため、かけられた言葉を文字どおりに捉えられない、ポジティブな発言を見ると自分と比較してむしろ落ち込んでしまう、といったことが起きます。

もしその傾向があれば、落ち込んでいるときは極力ＳＮＳを見ず、特に自ら発信することを控えたほうが落ち込むリスクは低くなります。

精神的に落ちている状況のときは、無理なチャレンジをして変わろうとするのではなく、負荷のかからない方法を選ぶほうが大切です。例えばちょっとした気分転換をする、信頼できる人に話をするなど、今よりマイナスになるリスクが少ないことを実践しましょう。

ＳＮＳはあくまで自分の心が落ち着いているときに利用するものだと考えておくと、不必要にさまざまな情報や発信にまどわされずに済みますよ。

正しいストレス解消法

24

よくあるストレス解消法

買い物でストレス発散

より良いストレス解消法

ご褒美として買い物をする

みなさんは買い物が好きですか？

自分が欲しかったものを買えたときには、ルンルン気分で帰り、早く買ったものを使いたくなりますよね。買い物をするとワクワクするのは、脳のメカニズムとも関係しています。

買い物とは、簡単にいうと自分が欲しいものを手に入れる行為。人間は欲しいものが手に入ると、脳内からドーパミンという神経伝達物質が分泌され、一時的に高揚します。だから買い物をするとワクワクする、興奮する、というのは科学的にも証明されていることなのです。

しかし、その高揚感はあくまで一時的なもので、長くは持ちません。

そのため買い物をしてストレスを解消しようとしても、その効果はすぐに切れてしまいます。みなさんも、嫌なことがあったときに衝動買いをしてしまった、という経験があると思いますが、衝動買いはマイナスの効果も大きい行為です。

後から振り返って「何でこんなもの買ったんだろう」と後悔したり、思ったよりもお金を使いすぎて生活費が足りなくなったり……なんてこともよく聞きます。

こうしたリスクを考えると、よほどお金に余裕がある人以外は、買い物をストレス解消法として使うことはやめたほうが良いでしょう。

ただ、衝動買いを控えれば、買い物もストレス解消法として有効に活用できます。その際に大切なのは、**自分へのご褒美として買い物をする**ことです。

例えば「今日の仕事を頑張ったら帰りにアイスを買って帰ろう」とか「資格試験に合格したらご褒美として欲しかったバッグを買おう」などです。

目標達成のためにはモチベーションが必要で、モチベーションを維持するためには報酬が必要です。モチベーションが自然に湧き上がってくれれば良いのですが、ほとんどの場合は何かしら報酬があったほうがモチベーションを維持しやすくなります。

みなさんも、日常的にご褒美を用意することがあるのではないでしょうか？

このように、外から与えられる報酬を目的に生じる意欲を、「外発的モチベーション」といいます。この外発的モチベーションをうまく自分に与えることで、より目標達成がしやすくなるのです。

人から与えられる外発的モチベーションの場合、報酬目的に動いてしまうので効果が薄まるという研究もありますが、自分でご褒美を与えるのであればその心配もありません。

また、**達成したときに購入するものをあらかじめ想定しておけば、お金を使いすぎるリスクもなく、後悔することもありません。**

こうした買い物の効果をうまく利用することで、ストレス解消も、モチベーションアップも叶えられるのです。

ただ注意点としては、ご褒美を与えるハードルを下げすぎるとモチベーションの維持になりませんし、得られる効果も薄くなってしまいます。適切な達成レベルと、それに見合った報酬のバランスをうまく見つけられるようにしましょう。

正しいストレス解消法

25

よくあるストレス解消法

ハードな運動で発散する

より良いストレス解消法

「適度な運動」を習慣にする

誰もが運動の大切さは知っているでしょう。

運動はストレスを軽減するための有効な方法の一つであり、運動をするとエンドルフィンやセロトニンなどの神経伝達物質が放出され、心身ともにリラックスします。

また、「定期的に運動をする人のほうが、幸福感が高い」というデータや、「運動によって思考力や記憶力、集中力が高まる」という研究結果もあります。

また、ほど良い運動によって寝つきも良くなるため、心の安定にとっても運動は重要だといえます。

ただ**過度な運動は、怪我や疲労を引き起こし、かえってストレスを増やす可能性があります**。

運動をする限り、怪我や疲れが残るリスクはつきもの。でも一般的な社会人や学生が運動による怪我や疲労を引きずった場合、日常生活に大きな障害が出ます。通勤や通学も困難になったり、以前のように仕事に取り組めなくなったりしてしまったら本末転倒です。

また、適度な運動は睡眠にプラスに働きますが、寝る前に運動をしすぎるとむしろ交感神経が活性化して体が興奮状態になるため、不眠の原因にもなります。

さらに、過度な運動によって体に負荷がかかりすぎると、体内のストレスホルモンであるコルチゾール（18ページ参照）の分泌が増加することがあります。そうしてコルチゾールが過剰に分泌されると、ストレスをより悪化させてしまうのです。

そのため**運動を習慣にする場合は、「適度な運動」を心がけ、運動後には十分な休息を取ることが重要です。**

適度な運動とは、個人差はありますが、週に150分程度の軽度から中程度の有酸素運動が推奨されています。例えば、ウォーキングやジョギング、サイクリング、スイミングなどがそれに当てはまります。また、ヨガやストレッチなどのリラックス系の運動も、ストレスを軽減するために有効です。

運動はストレスの解消だけでなく、心身の健康にも良い影響を与えます。ただ、体に負荷がかかるというリスクもあるので、節度を守って正しく実施することが大切なのです。

ストレス発散のために急にジムに行き、ハードなトレーニングをしても、疲れて余計にストレスを生みます。

「適度な運動」が週に150分とすると、毎日する場合1回20分程度、2日に1回でも1回30～40分ほどです。

それくらいであれば無理なく始められるのではないでしょうか。まずは運動を習慣に取り入れることを目標にして、慣れてきたら徐々にできるレベルを上げていくようにしていきましょう。

正しいストレス解消法

26

よくあるストレス解消法

甘いものを食べる

より良いストレス解消法

「後悔しない」と決めて食べる

長時間の作業や仕事を頑張った後は、つい甘いものが食べたくなりますよね。
これも脳のメカニズムから説明ができます。

不安やイライラ、緊張などを感じるいわゆるストレス状態に陥ると、脳はエンドルフィンという神経伝達物質を出してストレスを和らげようとします。エンドルフィンは糖分と脂肪分を同時に摂ると量が増えるといわれているため、ケーキやチョコレートのように、糖質と脂質を多く含む食べ物が食べたくなるのです。

特に糖質は、脳にとってダイレクトにエネルギー源となるため、長時間の作業などで脳が疲労しているときほど、甘いものが食べたくなるようにできています。また、甘いものを食べることでセロトニンの分泌量も増えるので、**ストレスが溜まったときは本能的に甘いお菓子が食べたくなるのです。**

仕事の疲れが溜まってきた午後3時におやつとして甘いものを軽く食べる、くらいであれば何も問題はありません。ただその量が過剰になったり、習慣化したりするとマイナスの影響が出ることもあります。

マイナスの影響の一つは罪悪感を持ってしまうことです。

特に女性の場合は、体型や摂取カロリーを気にする人も多く、甘いものを摂りすぎた後に振り返って落ち込んでしまうことがあります。

せっかくおいしいお菓子を食べたのに「また食べちゃった……」と後悔して、自分を責めてしまうこともありますよね。

また、糖質を過剰に摂取すると血糖値が一気に上昇し、その後インスリンというホルモンにより血糖値が下がります。そこで血糖が適正な範囲に収まらないと、そこからもう一度血糖値を上げようと、ノルアドレナリンが分泌されます。

このノルアドレナリンは血糖上昇の作用だけでなく、血圧や心拍数を高め、同時に緊張感も高めてしまいます。つまり、せっかくストレス緩和のために糖質を摂取したのに、逆にストレス状態の原因になってしまうこともあるのです。

買い物の話と同じように、糖質を過剰に摂取することは一時的にはストレス解消になりますが、長い目で見るとストレスが増加してしまう行為です。そのため定期的なストレス解消法としては採用するのはおすすめできません。

甘いものを摂るときは、後悔しない程度の適度な量に留めておくのが一番です。**ただそれでもどうしても我慢できないときは、「今日は一切気にせずに食べる！」と心に決めて楽しむようにしましょう。**

減量中のアスリートやダイエット中の人でも「チートデイ」といわれる「好きなものを食べても良い日」を設けています。このように罪悪感を抱かないと決めて摂取するのであれば、そのような日をつくっても良いでしょう。

正しいストレス解消法

27

よくあるストレス解消法

趣味に没頭する

より良いストレス解消法

依存しないことに没頭する

嫌なことがあったとき、ストレスが溜まったときは気持ちを引きずるのではなく、別のことに注意を向けると良い、という話をしました。

では好きなことを好きなだけすれば良いのかというと、少し違います。

「別のこと」として例に挙げたのは、散歩をする、瞑想をする、などでしたね。

ではそれ以外の行動についてはどうでしょう？

おそらくみなさんも、お酒を大量に飲む、やけ食いをする、人やものに当たる、などは適切ではないと感覚的にわかっていると思います。

では、みなさんが普段没頭していることはどうでしょうか？　例えば、ひたすらゲームに没頭する、スマホでずっとSNSを見る、漫画を読み続ける、などです。そうなると、少しグレーな印象があるかと思います。

ストレス解消法として適切かどうか判断するためのポイントは二つあります。

それは、**依存性があるか、日常生活にどれだけ影響するか、です。**

お酒や食べ物、恋愛など「依存症」につながりやすいものだとわかりやすいでしょう。またそれが心にマイナスの影響を与えることも想像がつきます。一方で趣味や娯楽となると、判断が難しいところもあります。

例えば先ほど挙げたゲームやSNSには依存性があると聞いたことがあると思いますが、漫画ではあまり聞かないですよね。

依存性の高さを判断するポイントとなるのは、「人が関わっているか」と「終わりが見えるか」です。ゲームにおいてはオフラインのゲームよりもオンラインゲームのほうが圧倒的に依存する人が多い傾向があります。

これは人との関わりや協力する仕組みが、報酬を期待して行動する際に活性化する神経系（報酬系）に影響を与え、ドーパミンの放出を促進するためです。同様にSNS依存も人との関わりが関係しています。

また、オンラインゲームやSNSは終わりが見えないことも多いため、試行の回数が増え、依存を形成しやすい仕組みができています。

一方で、漫画やアニメなどはどこかで終わりがあるし、内容は変わらないため繰り返して読んだり、観たりするのにも限界があります。だから熱狂的な漫画やアニメのファンはいても、依存して抜け出せない、というケースはあまり聞かないのです。

もう一つ、ストレス解消法として重要なポイントは、日常生活への影響度です。ストレスを解消する手段によって日常生活に悪影響が出てしまったら本末転倒なので、日常生活に影響の出ないことを選択することが大切です。

激しく運動をしすぎて怪我をする、買い物をしすぎて生活費がなくなる、などは前述したとおりですが、これらの例のように**一時的なストレス解消のために日常生活が脅かされることがないように注意しましょう。**

ストレス解消のために散歩がよく推奨されているのは、気軽に始められて、怪我や依存のリスクが低く、心や体にマイナスの影響がほとんどないからです。推奨されるのにはちゃんと理由があります。

もちろん散歩以外でも、無理なく始められてマイナスの影響がないものを見つけたら、気分転換のためのルーティンとして組み込んでみると良いでしょう。

正しいストレス解消法

28

よくあるストレス解消法

旅行をする

より良いストレス解消法

普段どおり楽しめるときに旅行をする

旅行が好きな人は多いと思います。かくいう私も連休があればすぐにどこかに行ってしまうくらい旅行好きです。

国内国外問わず、旅行をすると新たな文化に触れられ、気持ちもリフレッシュし、非日常的な刺激を受けられるなど、メリットづくしです。実際に、旅行とメンタルに関連する研究もあり、旅行でストレスホルモンが減ることや認知症の予防に効果があることなどがわかっています。

旅行が好きな人はこれまでどおり気兼ねなく旅行を楽しんでください。

ただ、旅行をするにあたって一つだけ注意点があります。それは、**うつ状態がひどいときに旅行をしない、ということです。**

ちょっとした気分の落ち込みや嫌なことを忘れたい、というときであれば問題はありません。ただ、病院で診断されるぐらいのうつ状態であれば、旅行は避けましょう。

これは精神科業界では有名な話ですが、うつ状態がひどいときの旅行をはじめとする気晴らしは禁忌とされています。

理由は二つあって、一つ目は単純にその行動が心身の負担になるからです。うつ状態がひどいと、そもそも意欲が低下するため外出すらままなりません。その状況で普段行かない場所に行ったり、現地でやることを考えたりするのは精神的にも負担になることは想像しやすいでしょう。

二つ目は普段よりも楽しめないことに気づいて一層落ち込むからです。**普段できていたことができなくなるのは、思っている以上に精神的なダメージになります。**うつ状態だと家事ができない、外出ができない、人と会えない、などできないことが増えますが、それは「楽しむ」ことも同様です。

本来楽しめるはずのことが思ったようにできないと、より自分を責めて落ち込みます。

みなさんも、何か気に病むことがあったときに、目の前のことを楽しめずに落ち込んだ経験がありませんか？

病状悪化にもつながるため、うつ状態のときは基本的には休養し、できることを少しずつ増やしていくことが基本になります。

「そもそもうつ状態がひどいときは旅行なんかしないのでは？」と思う人もいると思いますが、この話は自分の意志で決めた旅行だけに当てはまるわけではありません。うつ状態だと元気もなく塞ぎがちなので、ときに周りの友達や家族が「良かれと思って」旅行に連れ出すことがよく起こります。誘っている側に悪気はないですが、それが一層状態を悪くしてしまう可能性があるので、みなさんも知識として「うつ状態のときに気晴らしは避ける」ことを覚えておいてください。

病院を受診していない場合は、一時的な落ち込みなのかうつ状態なのかわかりづらいと思います。そんなときは、**普段は楽しめているはずの気晴らしを楽しめているかどうかで判断すると良いでしょう。**もし効果を感じられない場合は、一旦そこで終了し、休養を取ってください。

「おかしいな」と感じながら続けて、気づいたら余計に心身が疲労していた、とならないように自分の気持ちにしっかり耳を傾けましょう。

正しいストレス解消法

29

よくあるストレス解消法

新しいことを始める

より良いストレス解消法

自分の特性と相談して決める

気分転換や成長のために「新しいことを始めると良い」という話はよく聞きますよね。ただこの方法は、ストレス解消法として非常に判断が難しいものです。新しいことを始めるのはメリットもある一方でデメリットもあり、そもそも「合わない人」もいるので、無条件ですすめられるものではありません。

それぞれを理解したうえで、自分に向いているかどうか判断しましょう。

まずは新しいことを始めることのメリットをお話しします。

新しいことを始める大きなメリットは、新しい刺激に触れて知識が増えたり、スキルが向上したりすることです。

例えば、これまで経験のないスポーツを始めようと思ったとします。その場合、最初にスポーツのルールを覚え、書籍やYouTubeでやり方を学んで、実際に体を動かして、慣れてきたら試合や大会に出る、といった段階がありますよね。

この過程だけでも、考えることや覚えることは多く、これまで使い慣れていない筋肉も使うため脳も体も活性化します。新しいことを始めると考えが柔軟になり、新たなスキルが得られる、という点はメリットといえるでしょう。

一方のデメリットは、新しいことを始めるにはある程度の気力と時間を要することです。

みなさんの中にも、意気込んでジムに入会したけれどすぐに行かなくなってしまった、英会話の勉強を始めたけれどいつの間にか飽きてしまった、という経験をした人はいると思います。

何かに挑戦する気持ちは素晴らしいことですが、挑戦しただけで終わってしまったり、続かないことに凹んだりしては、せっかく新しいことを始めてもあまり効果はありません。

また、**中には新しいことを始めるのが苦手な人もいます。**どちらかというと職人気質で、いろいろなことに手を出すよりも、一つのことをどんどん深掘りしてスキルを向上させることに喜びを覚えるタイプの人です。

野球のイチロー選手や将棋の藤井聡太棋士などはこのタイプに当てはまるといえるでしょう。こうした人たちはむしろその特性を活かして、得意なことをどんどん伸ばしていくことが充実感につながります。

同じことを続けていたほうが気分も落ち着く、すでに特定の行動が生活のルーティンに組み込まれている、新しいことを始める時間がもったいない、という人は無理に新しいことを始める必要はないし、今ある方法で気分転換をしていきましょう。

私は、好奇心旺盛でいろいろなことに手を出したくなってしまうタイプなので、できることはさまざまある反面、職人気質で一つのことを極められる人をうらやましく思うこともあります。

新しいことをどんどん始めるのが得意な人、一つのことにじっくり取り組む人、それぞれに、それぞれの魅力があります。

だから特別に新しいことを始めることを意識せず、自分が得意とするほうを優先し、興味を持ったときに余裕があれば始めてみる、くらいの気持ちでいるほうが良いでしょう。

正しいストレス解消法

30

よくあるストレス解消法

コーヒーを飲んで落ち着く

より良いストレス解消法

飲む量と時間帯に注意して飲む

普段からコーヒーを飲む習慣はありますか？

朝ご飯と一緒にコーヒーを飲んで目を覚ます、ランチの後にコーヒーを飲んで午後に備える、休日にカフェに行ってコーヒーを飲んで友達と談笑する、など日常生活の中でコーヒーが欠かせないものになっている人も多いでしょう。

みなさんもご存知のとおり、コーヒーに含まれるカフェインには、集中力を高める、疲労感を軽減する、代謝を促進する、などの効果があります。また、カフェイン自体とコーヒーの香りのどちらにもリラックス効果があるため、コーヒーを飲むといろいろなメリットを得られます。

ただ注意してほしいのは、コーヒーなどのカフェインを含む飲み物の摂取量と摂取時間です。

カフェインの摂取量が増えすぎてしまうと、過覚醒になって眠れなくなったり、交感神経が優位になって動悸が起きたりします。また極端に量が増えるとカフェイン中毒になって最悪の場合は命に関わることもあります。

実際に日本でも連日エナジードリンクを摂取していた20代の男性がカフェイン中毒

によって亡くなった、という事例も存在しています。

そこまで連日大量にカフェインを摂取する人は珍しいと思いますが、日常的にコーヒーを飲む人に注意してほしいのは「不眠」です。

不眠の危険性や寝ることの大切さは、私のYouTubeやほかの書籍などでも繰り返し説明していますが、不眠に陥ると、日中の注意力低下、集中力低下、作業効率の低下などを引き起こします。生活リズムの乱れから生活習慣病にもなりやすくなり、さらに不眠の人のほうが太りやすい、というデータもあります。

このようにデメリットの多い不眠ですが、カフェインによって簡単に引き起こされてしまいます。


そのため、カフェインの飲みすぎと飲む時間には十分注意しましょう。

飲みすぎの目安としてはカフェインの摂取量が1日合計400mg以上。コーヒーでいうと合計3〜5杯程度までが1日の目安になりますが、エナジードリンクだとより少ない量で超えるので注意してください。

また、カフェインの半減期（摂取した物質が体内で代謝されて体内の容量が半分になるのにかかる時間：薬など物質の効果の持続時間の目安になる）は5時間前後といわれているため、**カフェインを摂取する時間は入眠前5時間以内を避けるようにしましょう。**

例えば、普段夜の12時に寝る習慣の人がいたら、カフェインを摂取しても安心なのは午後の7時頃までです。そう考えると、夜7時や8時に外食した場合、食後に飲むコーヒーは若干睡眠に影響する可能性があるといえます。

特に体調の変化や不眠を感じたことがなければ問題はないのですが、遅めに食後のコーヒーを飲んだときに限って何だか寝つきが悪い気がする、と感じたことのある人は控えたほうが無難でしょう。

ただ、カフェインもアルコールと同じでその人の元々の体質によって効果の差があります。カフェインの効果が出づらい人は過敏になりすぎる必要はないですが、カフェインを摂ると体への影響を感じる、という人は普段の生活を見直してカフェインを摂取する量や時間を調整するようにしましょう。

正しいストレス解消法

31

よくあるストレス解消法

マッサージで疲労をとる

より良いストレス解消法

体が休まることをする

ストレスが溜まってくると、あきらかに「疲れ」を感じるようになります。体が重く感じたり、肩がこったり、日中眠たくなったりなどの兆候を感じることも多いです。

多忙な生活を続けていると、少し落ち着いた頃に思った以上に疲れが溜まっていたことに気づき、初めてストレスを認識する、という場合もあるでしょう。

忙しさが続くのはそれだけでも心身に負荷がかかった状態。つまりストレスが持続している状態なので、疲れにつながるのも無理はありません。

すると、疲れを取るために「マッサージに行こう！」と考える人は多いのではないでしょうか？

ただ、一言で「疲れ」といってもいくつか種類があり、それを正しく判断できないと、マッサージの効果も得られないことがあります。

例えば、絶対集中しないといけない会議や、進級に関わる大切なテストのことなどを思い浮かべてみてください。どちらも別に体をたくさん動かしたわけではないのに終わった後はクタクタになりませんか？

このクタクタ感も疲労には違いありませんが、いわゆる体を酷使したときに生じる肉体的疲労とは違います。

不安や緊張、プレッシャーなどがかかった後に感じる疲れは精神的疲労であり、肉体的疲労とは性質が異なるので、解消法も変わるのです。

肉体的疲労は、文字どおり筋肉や関節などの肉体に関する疲労なので、運動した後や体を酷使した後に出現しますが、精神的疲労は脳を酷使したり、睡眠不足になったりした場合に出現するものです。

そのため、疲労回復のためにマッサージに行っても、精神的疲労が原因の場合は、あまり効果が出ないケースもあります。

もちろん、ストレスで血流が滞ったり、肩や首がこったりすることはあるので、マッサージでそれを和らげられることもあります。ただ精神的疲労を軽減する目的であれば期待するほど疲れが取れず、疲労が残った状態でまた次の週を迎える、ということになりかねないので注意をしましょう。

精神的疲労の場合は一時的に脳が興奮状態になっていたり、自律神経が乱れていたりすることが多いため、マッサージよりも生活習慣を整えることや瞑想などを行うほうが疲労軽減に役立ちます。

一方の肉体的疲労の場合は、筋肉や関節などに疲労が蓄積しているため、それらの修復には一定の時間がかかります。解消したいときは、タンパク質を多めに摂取する、痛めた部分は冷やす、凝り固まっている部分は温めるなどすると、修復の時間を短縮できるでしょう。

ただ、どちらの疲労が原因になっているかをはっきり区別することは難しいもの。どちらも影響していることも多いので、疲労を感じたときには体が喜びそうなことをしてみるのが良いでしょう。基本的なことですが、栄養のある食事、質の高い睡眠、ストレスのかからない気晴らしなどが、疲労軽減には最適です。

正しいストレス解消法

32

よくあるストレス解消法

動画や映画を観る

より良いストレス解消法

動画や映画は目的を持って観る

今の世の中には本当に多くのコンテンツが溢れています。一昔前だったら家で観るのはテレビかＤＶＤくらいで、時間を潰すためだけに大して観たくもない番組を観ることも少なからずありました。

一方で現在は、「Netflixをはじめとするサブスクリプション型の動画サービスが乱立し、個人が配信するYouTubeの動画のクオリティも高まり、TikTokのショート動画ものすごい数が公開されています。暇潰しをしたくても、もはやそんな暇がないという状態です。

ここではストレス解消法としての動画の活用法をお話しします。

この本を読んでいる方は一定の良識ある方々だと信じているので「このような動画は観ないほうが良い」とジャンルを制限するつもりはありません。ただ、**動画を視聴する際に一つだけ意識してもらいたいのは「何を目的にその動画を観るか」です。**

例えば映画を鑑賞する場合は、アクション映画でテンションを上げたいのか、最新作で周りの話題についていきたいのか、それとも感動作で感傷に浸りたいのか、その目的に沿った映画を観ることで、メンタル面への影響もプラスに変えられます。

人間の脳は一貫性を大切にする仕組みが備わっているため、目的に沿った動画を観ることによってその効果も大きくなります。だから「泣いてすっきりしたい」と考えて感動できる作品を観るのは正解なのです。

むしろ悲しい気持ちのときに気分を誤魔化すため無理に楽しい作品を観ると、逆にマイナスな気持ちを強める原因になります。娯楽作品は楽しめるときに楽しむほうが良いでしょう。

一方、YouTubeやTikTokでは、次々と関連動画を再生してしまうことがありますよね。こうした時間の浪費を防ぐためには、動画が再生される前にどうしてその動画を観るのか答えられるようになると良いでしょう。それに答えられない場合、一旦一時停止ボタンを押します。そうすれば「時間を無駄にしてしまった！」と後悔することもなくなるでしょう。

ちなみに私もついつい動画を観続けてしまうことがあります。ただ、そんなときは「今どんな動画が伸びているのか研究するため」という名目を自分に言い聞かせるのです。すると動画を観たことを後悔することはなく、むしろリサーチの時間と捉えてプラスに考えられます。**自分に都合の良い言い訳の達人になることも、ストレスを溜めないためには大切なことなのです。**

LINEUP

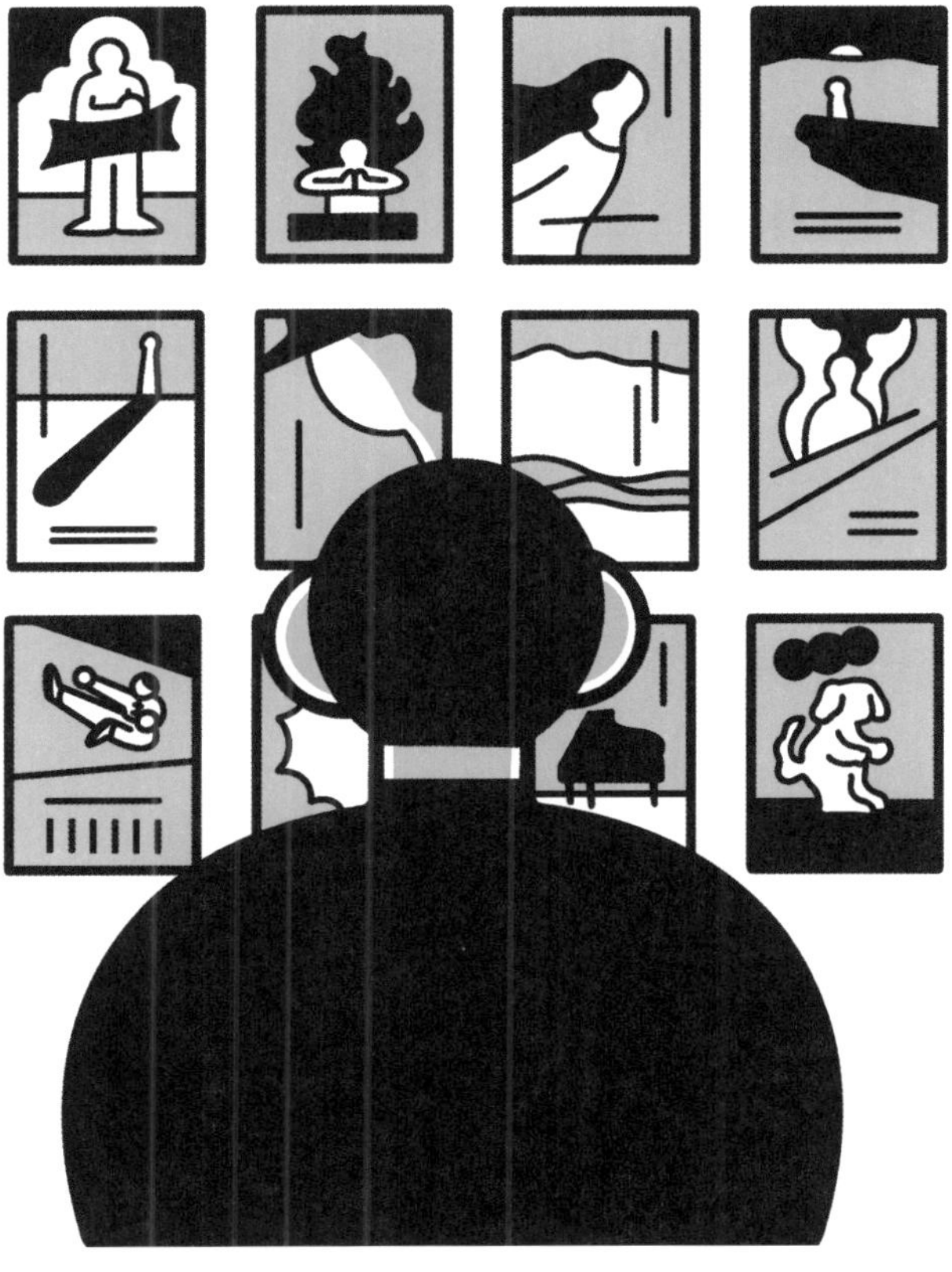

正しいストレス解消法

33

よくあるストレス解消法

できる限り外に出る

より良いストレス解消法

外出を生活習慣に取り込む

ストレス解消において、体を動かすことや生活習慣を整えることは大切です。

そのため外出することは必要といえますが、とりあえず外出すれば良いかというとそうではありません。外出するにしても意識してほしいことと、むしろ家にいたほうが良いタイミングもあります。

まず外出について大切なのは、「可能であれば毎日する」、そして「朝の起床後、早めの明るい時間にする」という2点です。

これには生活習慣が関係していて、外出して光を浴びることで体内時計がリセットされ、その時間が起点となって眠くなる時間も決まり、生活リズムが調整されるからです。そのため、起床後、早めの明るい時間の外出がおすすめなのです。

もちろん室内でカーテンを開けて日を浴びることもできますが、屋外のほうが圧倒的に受ける光量は多いですし、体を動かすきっかけにもなります。なので、できれば朝起きたら早めに外に出て光を浴びるようにしましょう。

普段から電車で出勤している人は、家から駅、駅から会社までの道が日を浴びる機会にも歩く機会にもなります。一方で在宅が中心の人は、仕事を始める前に軽く散歩をする、などの習慣を意識的に取り入れると良いでしょう。
もし毎日続けるのが難しければ、ゴミ出しの日についでに、郵便物を確認するときについでに、などほかの行動とセットにするとハードルが下がるのでおすすめです。

一方で、そもそも外出が好きではなく家にこもっているほうが楽だ、という人もいるでしょう。

外出が好きではない人も、できれば定期的に外出する機会を持ってほしいというのが私の本音です。それは短期的なメリットよりも長期的に見たときのメリットが大きいからで、特に高齢になって外出や運動の習慣があるかどうかは健康状態にすごく影響するのです。外出や運動の習慣があるほうが認知症の発症率が低く、骨粗鬆症やロコモティブシンドローム（運動器症候群）などにもなりづらい、というデータもあります。

将来のためにも、今のうちから外出のハードルを下げておくのは大事なことなのです。

ただ、外出せずに自宅で過ごしたほうが良いときもあります。それは、生活習慣や運動とは切り離して、自宅にいたほうが作業効率が良いと考えられるときです。

一般的に自宅にいたほうが周りのものが気になって集中力が低下しやすい、といわれていますが、中には外よりも家のほうが集中できるという人もいます。

外にいるとほかの人の声や物音が気になるので自宅にいたほうが集中できるし作業も効率的にできるという人は、仕事や作業に取り組む場合は自宅で過ごすメリットのほうが大きいでしょう。

ただ、生活習慣や運動とは切り離した話なので、作業に集中する時間以外では、やはり外に出る機会をつくることがおすすめです。

疲れやすい人やストレスを溜めがちな人は、定期的に外出する機会をつくるだけでそれらの兆候が改善するかもしれませんよ。

おわりに

最後までこの本を読んでいただき、ありがとうございます。

読む前と比べてストレスに詳しくなった、間違ったストレス解消法に気づいた、新しく試してみたいことを見つけたなど、この本が何かのかたちでみなさんの役に立ってくれたらとても嬉しいです。

ただ、はじめにでも伝えたように、実際に得た知識を活用しないと本当の意味での効果はありません。だからできれば1回読んでおしまいではなく、気になった項目を振り返って自分の生活に活かせる部分がないかを探してみてください。いくら野球の理論に詳しくてもバットを振らなければヒットを打てるようにはならないのと同じで、実践してみることで、だんだんとストレスに対処できるようになっていきます。

しかし、テクノロジーが発展し、健康になるための情報があふれているにもかかわらず、どうしてストレスを感じる人が増えているのでしょうか？

実際に精神科を受診する人たちも毎年増えており、ここ15年ほどで精神科の患者数はおよそ2倍に増えています（厚生労働省「患者調査」より）。それだけ現代の人はストレスに弱くなったのでしょうか？　いや、むしろ私は情報があふれていることがストレスを感じやすい原因になっていると考えています。

というのも人間の生物学的な特徴は狩猟民族だった頃から大きく変わっていないにもかかわらず、世の中が進化しすぎてそのギャップに追いついていないと感じるからです。

本来、人間は自分の命を守ることが何よりも重要で、それに適応するために体が進化してきました。もし茂みから危険な動物が出てきたら、交感神経のスイッチが入ってすぐに逃げるか闘うかを判断します。うかうかしていると自分の命が危険に晒されるため、危険を察知するとすばやく反応できるような作りになっているのです。

ただ、今の世の中で逃げるか闘うかで解決する状況に遭遇することはあまりありません。例えば職場で厳しい上司に叱責されたとしても、逃げることは難しく、ましてや闘うことはできないでしょう（闘ってやっつけられたらスカッとはしますが……）。

また、普通に生活していても、テレビやスマホを通じてストレスを感じる情報がどんどん入ってくる現代。その度に交感神経が反応していたら当然心も体も疲れてしまいますし、それが続いたら体調面にも悪影響が出ます。

そもそも生物学的には長期間ストレスが続く状況は想定されていません。だから本来はストレスに対抗するホルモンであるコルチゾールの分泌が長期化すると、むしろマイナスの作用を引き起こしてしまうのです。

さらに、昔はコミュニティが限られていたので、周りに気を取られずに生活できていました。お腹が空いた、トイレに行きたい、暑い、寒い、眠い。かつてはこうした自分の体の声に素直に耳を傾けていれば問題はなかったのです。

しかし、現代は仕事のこと、友達のこと、家族のこと、ＳＮＳのことなど自分以外のことを考える時間が多すぎます。一人になりたくてもスマホには絶えず通知が届き、すぐに時間を奪われる。１日スマホから離れても、またスマホを開いたら通知が溜まっていて対応に追われる。こんな生活ではストレスを感じないほうが不思議です。

だから現代人のほうがストレスを感じやすいのは当然ともいえるでしょう。ただ、逆に情報が多いことによるメリットもあります。

それは、昔よりも弱音を吐きやすくなったことです。